MÉMOIRE

SUR LES

FRACTURES DES OS DU MÉTACARPE,

PAR

JULES RENAULT DU MOTEY,
Docteur en Médecine et Docteur en Chirurgie de la Faculté de Paris.

PARIS.
GERMER BAILLIÈRE, LIBRAIRE,
RUE DE L'ÉCOLE-DE-MÉDECINE, 17.

1854

AVANT-PROPOS.

J'ai complétement mis de côté, dans ce travail, toutes les blessures de la main constituées par un écrasement et une dilacération de toutes les parties, tels que la fracture n'est plus qu'un épiphénomème ; mais il est deux ou trois faits que j'ai admis, bien que compliqués de quelque petite plaie des parties molles, parce que la fracture restait le phénomène principal.

Je suis convaincu que maintes fois des fractures incomplètes du métacarpe ont passé inaperçues, même accompagnées d'inflexion de l'os; mais n'ayant trouvé, à l'appui de cette opinion, qu'un seul fait dépourvu des principaux détails, j'ai dû passer sous silence ce genre de lésion. Ce fait appartient à M. Lamaestre, auquel on l'a raconté ; c'était une fracture incomplète par cause directe du troisième métacarpien, et comprenant une petite lame de tissu compacte de sa portion palmaire. Il en est de même des fractures avec pénétration de fragments; mais il est probable que plus d'une fois, pendant la réduction, on a détruit, sans le savoir, des engrenures de ce genre. Quant à la pénétration simple d'une partie d'un métacarpien dans une autre partie du même os, comme celle de la tête dans le col ou celle de la diaphyse dans l'extrémité supérieure, il suffit, pour en concevoir l'impossibilité, d'examiner un de ces os scié dans le sens de sa longueur.

Je ne traiterai donc que des fractures complètes et exemptes de complications réelles.

Qu'il me soit permis maintenant de dire quelques mots sur l'origine du petit travail que j'ai entrepris, et de donner quelques explications qui me semblent nécessaires.

J'ai puisé l'idée de ce mémoire à l'excellent cours d'anatomie des régions, que M. Jarjavay a fait, cette année, en qualité de chef des travaux anatomiques. En outre, ce professeur a eu l'obligeance de me communiquer huit observations de fractures des os du métacarpe, observations qui n'ont jamais été publiées, et qu'il a presque toutes recueillies ou fait recueillir dans différents hôpitaux comme interne ou comme chef de service. Je prie M. Jarjavay d'agréer ici l'expression de mes remercîments.

Le sujet qui m'occupe n'a été sérieusement et complétement étudié qu'une fois; c'est dans un livre avec lequel il est impossible de ne pas largement compter lorsqu'il s'agit de fractures. On comprend que je veux parler du traité de M. Malgaigne (1). J'ai suivi pas à pas M. Malgaigne, ou plutôt j'ai conservé presque entier son chapitre, tout en le reprenant en sous-œuvre, au moyen des nouveaux faits que j'ai pu rassembler. J'ai reproduit toutes les observations contenues dans un mémoire écrit sous l'inspiration et avec les faits de ce même professeur (2). Quant au reste, je l'ai pris dans les recueils, dans les journaux, dans les traités, etc., et enfin un peu dans ma pratique.

Dans mes citations, j'ai toujours eu recours aux sources. Toutefois, par exception unique, je n'ai parlé du traité des fractures de Lonsdale que d'après M. Malgaigne, n'ayant pu me procurer ce livre.

Afin d'éviter des longueurs, j'ai quelquefois donné à mes propositions une forme qui paraîtra peut-être un peu absolue; mais il me suffira de prévenir qu'elles ne sont relatives qu'aux faits dont j'ai pu disposer, et que je n'ai nullement eu la prétention de fixer d'une

---

(1) *Traité des fractures et des luxations*, par J.-F. Malgaigne, tome 1er, p. 620; 1847.

(2) *Mémoire sur les fractures des os métacarpiens*, par M. Lamaestre, interne à l'hôpital de Saint-Louis; dans le *Journal de chirurgie*, par M. Malgaigne, octobre 1846.

manière définitive un seul point de pathologie, quelque restreint qu'ait été mon sujet.

J'ai pensé qu'un assez grand nombre de faits d'origine aussi diverse que digne de confiance, étudiés sans aucune idée préconçue, pouvaient permettre des recherches statistiques dont les résultats auraient quelque valeur; on en trouvera des traces dans tout ce travail, et c'est par là que je l'ai terminé. Je l'ai commencé par quelques recherches historiques.

Au concours pour une chaire d'anatomie à la Faculté, qui eut lieu en 1836, le sort donna à Blandin, pour sujet de thèse, cette question : *des Dents*. Un de ses compétiteurs, chargé de l'argumenter sur sa thèse, lui reprochait d'avoir introduit dans son historique quelques citations, selon lui, inutiles, et surtout d'avoir rappelé, *à propos de dents*, quelques mots d'Homère et d'Hippocrate.

«Bien que je ne sois pas de votre avis, lui répondit Blandin, je vous accorde volontiers l'inutilité scientifique de ces citations; mais vous ne leur refuserez assurément pas le mérite d'offrir un certain attrait à la curiosité. C'en est assez pour justifier, dans ma thèse, la présence de citations semblables.»

MÉMOIRE

SUR LES

FRACTURES DES OS DU MÉTACARPE.

HISTORIQUE.

Hippocrate, dans ce que nous avons de ses œuvres, n'a rien dit des fractures de la main. Mais a-t-il jugé inutile de parler spécialement de ces fractures, ou bien le chapitre dans lequel il en a traité est-il perdu? Deux auteurs, à une distance de plus de 1700 ans, Galien et M. Littré, ont répondu affirmativement, l'un à la première de ces questions, l'autre à la seconde.

«Le traité des fractures, dit M. Littré, n'est pas tel qu'il sortit des mains de son auteur, et il a, vers la fin, subi une mutilation. Dans le passage où Hippocrate expose les accidents auxquels les os du pied sont exposés, il dit : Pour les os du tarse, il faut faire la réduction comme pour la main» (1).

Ce qui confirme M. Littré dans son opinion, c'est le résumé que le livre *des Articulations* et *le Molchique* donnent du chapitre du traité *des Fractures*, relatif aux lésions du coude; ce résumé est im-

(1) *Œuvres complètes d'Hippocrate*, traduction par E. Littré, t. 3, p. 407; Paris, 1839.

médiatement suivi d'un autre résumé analogue, qui traite des lésions du poignet et des doigts.

Galien, dans ses Commentaires, s'exprime ainsi à ce sujet : « De ce qu'Hippocrate dit que, pour les fractures du pied, il faut agir *comme pour la main*, il ne faut pas conclure qu'il ait parlé auparavant des os de la main, mais il faut comprendre ce passage comme s'il avait écrit : Il faut remettre les os fracturés du pied à leur place, comme on doit le faire également pour les os de la main, lorsqu'ils sont fracturés » (1).

Galien, un peu plus loin, explique pourquoi Hippocrate ne se servait pas d'attelles dans les fractures du pied et de la main; c'est qu'il croyait ne le pouvoir faire que pour les parties unies et régulières, et que le pied et la main se trouvent dans des conditions tout opposées. Il dit, en outre, que les os de la main se fracturent facilement d'une manière comminutive, parce qu'ils sont durs, vides, sans moelle.

Quoi qu'il en soit des conjectures de Galien et de M. Littré, il me paraît certain que le chapitre suivant, dans lequel Hippocrate traite des fractures du pied, représente exactement ses idées sur celles de la main : « Le pied de l'homme est composé de beaucoup de petits os, comme la main. Ces os ne se fracturent guère sans que les chairs aient été simultanément entamées par un corps aigu ou pesant; c'est donc au sujet des fractures compliquées de plaies qu'il sera question du traitement de ces accidents. Mais si quelque déplacement affecte un os des orteils ou un os de ce qu'on appelle le *tarse*, il faut en faire la réduction, comme il a été dit pour la main. On pansera avec du cérat, des compresses, des bandes, ainsi que dans les fractures, à l'exception des attelles; on serrera de la même façon, on renouvellera l'appareil tous les trois jours; le blessé, étant pansé, fera les mêmes réponses que dans les cas de fractures,

(1) *Claudii Galeni opera*, édit. de Kühn, vol. 18, p. 439; Lipsiæ, 1830.

et au sujet de la compression, et au sujet du relâchement des bandes. Tous ces accidents se guérissent complétement en vingt jours... » (1).

Celse parle des fractures des doigts et passe sous silence celles du métacarpe. Mais dans son chapitre *de Palma*, il décrit des luxations des métacarpiens *modo in priorem partem*, *modo in posteriorem* (2). Considérant les luxations des métacarpiens comme à peu près impossibles, puisque, comme presque tout le monde, je croyais qu'il n'en existait qu'un ou deux cas dans la science, j'ai été d'abord tenté de penser que ces déplacements décrits par Celse, pouvaient bien n'avoir été que des fractures, erreur de diagnostic qui eût été bien concevable pour une époque où l'anatomie de la main, et même les limites de certains de ses os étaient si peu connus. Mais j'ai appris depuis que M. Malgaigne était parvenu à rassembler douze observations de luxations des os du métacarpe, non-seulement en arrière, mais même en avant. Il est donc possible que la description de Celse ait eu pour base quelques cas réels de luxations des métacarpiens. La lacune relative à la fracture de ces os, qui se trouve dans son livre, est donc véritable.

Paul d'Égine a traité des fractures du métacarpe; mais lorsque j'ai voulu savoir précisément ce qu'il avait écrit à ce sujet, je me suis trouvé dans une grande perplexité. Une traduction latine me disait que dans les fractures des métacarpiens, il faut serrer fortement la main avec une bande, *quo tempore urget inflammatio* (3), et il me paraissait bien peu probable que Paul d'Égine eût donné un conseil aussi contraire aux préceptes d'Hippocrate et aux siens propres. Une traduction française faite sur le texte latin précédent était le plus souvent inexacte et prêtait à l'auteur grec des naïvetés telles

(1) Traduction de M. Littré, t. 3, p. 449.

(2) *Aurelii Corn. Celsi de Re medica libri octo*, p. 443; Lugduni, 1566.

(3) *Pauli Æginetæ opus de re medica, latinitate donatum per Joannem Gunterium*, p. 338; Andernæcum, 1534.

que celle-ci, relative aux os de la main : « Le plus souvent, ils ont de coutume d'estre frappez, et rarement rompus (1). » Une autre traduction française, mais d'après le texte grec, me paraissait bonne et sortie, chose à noter pour l'époque à laquelle elle a paru, d'une plume compétente; mais son auteur augmentait mon hésitation en disant : « Le 6e livre de Paul est incorrect et dépravé en son grec, inconsidérément tourné des traducteurs. » En outre, il corrigeait, d'après Albucasis, le passage qui m'avait étonné dans la traduction latine (2) ; j'ai donc été obligé d'avoir recours à l'original, et j'ai pu examiner le chapitre qui m'intéressait dans deux éditions différentes. Voici la première moitié de ce chapitre, que j'ai trouvé identique dans les deux textes : Τὰ τοῦ καρποῦ καὶ μετὰκαρπίου καὶ τῶν ἐν δακτύλοις σκυταλιδων όστα, χαῦνα καὶ συῤῥιγγώδη φύσει γενόμενα, θλᾶται μὲν ώς τὰ πολλὰ, καταγνυται δὲ σπανίως. Καθεδρίου τοίνυν ἐςχηματισμένου τοῦ κάμναντος εφ' ὑψηλοτέρου δίφρου περιστατεῖν ἐπὶ δίφρου τινὸς ὁμαλοῦ, πρὶν ἤ τὴν χεῖρα τιθέναι. Καὶ τεινομένων δι' ὑπηρέτου τῶν κατεαγότῶν, τοῖς δυσὶ δακτύλοὶς ἀυτά διαπλάττειν, ἀντίχειρι καὶ λιχανῶ. Περιπεπιεσμένη δὲ τῆ ἐπι δέσει χρῆσθαι, καθ' ὅν ἐπισυμβαίνει καιρον ἡ φλεγμονὴ, διὰ γὰρ τὴν χαυνότητα ῥαδίως ἐπ' αὐτῶν ὁ πλεονασμὸς τοῦ πωρού γίνεται (3).

---

(1) *La Chirurgie de Paulus Ægineta, traduicte de latin en francoys, par Pierre Tolet*, c. 103; Lyon, 1540.

(2) *Chirurgie françoise*, par Jacques Dalechamps, docteur en médecine et lecteur ordinaire à Lyon; in-8°; Lyon, 1570. C'est une traduction du 6e livre de Paul d'Égine, dans laquelle les opinions et la pratique de ce médecin grec sont continuellement et très-judicieusement élucidées par celles d'Hippocrate, de Celse, de Galien, d'Albucasis, de Guy de Chauliac, d'Ambroise Paré, etc. Elle contient de nombreuses figures données par Ambroise Paré et Jacques Roy. Cet ouvrage, intéressant à plus d'un point de vue, est tellement rare qu'aucune bibliothèque publique de Paris ne le possède. Je ne parle pas de l'édition in-4° publiée en 1610 à Paris, et dont le langage a été *rajeuni* par Jean Girault, qui a profité de l'occasion pour y introduire ses élucubrations plus ou moins singulières.

(3) Παύλου Αἰγινήτου βιϐλίον ἕκτον, κεφ. ρᾶ, édit. d'Alde, 1528, et Basileæ, 1538.

« Les os du carpe, du métacarpe, et ceux qui constituent les phalanges des doigts, étant de leur nature friables et creux, sont fréquemment écrasés, mais rarement fracturés. Le malade étant levé, on le fait asseoir sur un siége, et le médecin, avant de procéder à la réduction de la fracture de la main, se place près du malade sur un siége d'égale hauteur. Les os fracturés étant étendus par un serviteur, le médecin les coaptera avec deux doigts, le pouce et l'index. Il faut ensuite lier la main avec une bande fortement serrée, au moment où le gonflement inflammatoire est dans sa force ; car, à cause du défaut de consistance de ces os, il arrive aisément une exubérance de cal. »

Il est évident que les traducteurs dont j'ai parlé ont eu à leur disposition des textes autres que celui dont je viens de citer quelques lignes, car ils parlent tous ou d'un siége élevé sur lequel le médecin doit s'asseoir vis-à-vis du malade pour réduire la fracture, ou d'une table sur laquelle doit être étendue la main fracturée, ou d'un siége destiné au même usage. En outre, comme on le verra tout à l'heure, Albucasis a pris son chapitre des fractures de la main, excepté ce qu'il dit du déplacement et du traitement, dans le 6e livre de Paul, autant qu'on en peut juger à travers un mauvais latin, qui nous donne ce passage sous le voile de trois traductions. Or, Albucasis ne recommande pas de bander fortement la main pendant le gonflement inflammatoire, il recommande tout le contraire. De là, je crois pouvoir conclure qu'Albucasis s'est servi d'une traduction arabe des œuvres de Paul d'Égine, faite sur un texte actuellement perdu et plus pur que ceux qu'on a maintenant, et que son chapitre sur le sujet qui m'occupe représente mieux les idées du médecin grec que tout ce que j'ai rapporté antérieurement. Ce chapitre, que je vais reproduire en entier, est très-remarquable pour le temps où vivait Albucasis. Il est même beaucoup d'auteurs du 18e, et même du commencement du 19e siècle, qui sont moins avancés que ce médecin arabe dans l'étude des fractures du métacarpe.

« Pectini quidem volæ manus et digitorum ossiculis, rarissime

« accidit fractura ; accidit illis autem sæpissime attritio. Quando volæ « manus igitur acciderit fractura aut attritio, oportebit ut ægrum « facias erectum sedere, et coram eo sit sedes parallella æqualis alti« tudinis; tum ponas manum ejus super illam extensam. Dein mi« nister extendat ossa fracta, et æquet illa medicus, quousque com« moda et proba unione conjungantur; et tunc oportet, ut applicetur « emplastrum et pannus, si non accidit tumor calidus, tum supra « ponat ferulam ad loci mensuram, quam jam involvisti in panno « molli. Et si fuerit fractura ad inferiora, prope interiorem partem « volæ manus, facias sane ex panno sphœræ quid simile, ægroque « prœcipias, ut super illam cum vola manus fracta comprimat, tunc « cum panno linteo longo ligetur. Et sit ferula ex corio in quo est « mollities, ut corium consentiat cum digitis volæ manus, ad mo« dum debitum. Quodsi fractura ad exteriora sit, oportebit sane ut « ponas ferulam unam desuper et ferulam alteram desubter in vola « manus, ut sit manus aperta erecta : deinde ligaturam facias, ita « ut manum circumvolvat, et inter digitos fiat plexus cum ligatura (1). »

« La fracture des os du métacarpe et de ceux des doigts est très-rare; mais leur écrasement est très-fréquent. Lorsqu'on aura à traiter une fracture ou un écrasement du métacarpe, on agira de la manière suivante : on fera asseoir le malade; vis-à-vis lui sera placé un siége de même hauteur que le sien, et sur ce siége sa main sera posée dans l'extension. Ensuite un aide étendra les os fracturés, et le médecin les coaptera jusqu'à ce qu'ils soient replacés au niveau convenable; puis il faut appliquer un emplâtre et un linge, *s'il ne survient pas de gonflement inflammatoire*, et, pardessus, une attelle de dimension adaptée à la partie, attelle qu'on aura enveloppée auparavant d'un linge mou. Si la fracture est située vers la partie inférieure du métacarpe, et que le déplacement ait lieu du côté de

---

(1) Albucasis, *de Chirurgia, arabice et latine, cura J. Channing,* liber 3, p. 573; 1778.

la paume de la main, on fera avec du linge une espèce de boule, puis on prescrira au malade d'appuyer sur cette boule avec la paume de la main atteinte de fracture; alors on liera le tout avec une longue bande de toile. L'attelle qu'on appliquera sera de cuir souple, pour que ce cuir puisse se mouler convenablement sur la paume et sur les doigts, tout en les soutenant. Si le déplacement a lieu du côté du dos de la main, on doit mettre une attelle sur ce côté et en appliquer une autre sur la face palmaire, afin que la main soit tenue ouverte et droite. Enfin on enveloppera la main d'une bande, de manière que cette bande tienne aussi les doigts séparés par ses entrelacements. »

Guy de Chauliac, dans son livre, n'a fait qu'analyser les écrits des anciens sur les fractures de la main, et il en a retranché précisément ce qui était utile et intéressant (1).

Ambroise Paré n'a aussi que copié les anciens, ou plutôt Dalechamps, sur ce sujet. Dans le traitement de toutes les fractures du métacarpe, il adopte exclusivement la demi-flexion. « Davantage il faut appliquer une compresse ronde au dedans de la main, pour mieux tenir les os rompus en leurs places, et les doigts en figure moyenne, à sçavoir n'estans du tout ployés ny dressés, pour ce que s'ils demeuraient autrement, le callus qui se ferait dépraverait l'action de la main, qui est de prendre, ou bien l'aboliroit du tout (2). »

Fabrice de Hilden, au contraire, préconise l'extension dans toutes les blessnres de la main et des doigts. Dans ses Œuvres, il combat et traite d'absurde et de dangereuse l'opinion de Félix Wirzh, qui voulait que, dans tous les cas, on tint la main et les doigts dans la flexion (3).

---

(1) *La Grande chyrurgie de Guy de Chauliac*, p. 403; Bordeaux, 1672.

(2) *Œuvres complètes d'Ambroise Paré*, édit. de M. Malgaigne, t. 2, p. 320; Paris, 1840.

(3) *G. Fabricii Hildani opera*, p. 347, in-fol.; Francofurti ad Mœnum, 1682.

A partir de là jusqu'au commencement du 19e siècle environ, on ne trouve plus rien dans les auteurs sur les fractures du métacarpe; Jean-Louis Petit lui-même a gardé le silence le plus complet à cet égard dans son traité des maladies des os; ou si on trouve quelques mots sur ce sujet, c'est purement pour la forme. Voici, par exemple, ce que je lis dans un dictionnaire qui avait la prétention d'offrir aux étudiants un résumé de la science, et dont cependant un des auteurs, Thomas Le Vacher de la Feutrie, connu par quelques travaux estimés, n'était pas sans mérite : « Les os du métacarpe, quand ils se fracturent, se remettent assez aisément en situation. La main, liée dans une posture à ne pouvoir permettre aucun mouvement aux os fracturés, procure en peu de jours leur réunion, et peu après un cal parfait » (1).

CAUSES EN GÉNÉRAL.

« Les fractures de la main résultent toujours de l'action directe d'une cause vulnérante; les os du carpe et du métacarpe, les phalanges des doigts, ont trop peu de longueur, offrent trop peu de prise aux corps extérieurs pour se fracturer par contre-coup. Leurs solutions de continuité sont toujours l'effet d'un écrasement, et les parties molles sont toujours excessivement contuses. C'est surtout à combattre les accidents inflammatoires qu'on doit s'attacher, la solution de continuité osseuse n'est pas le principal symptôme; en un mot, ces maladies rentrent absolument dans l'espèce des fractures compliquées » (2).

Ces paroles de Richerand résument tout ce que jusque dans ces derniers temps presque tous les auteurs modernes ont dit ou répété

(1) *Dictionnaire de chirurgie*, t. 1, p. 643; Paris, 1767.

(2) *Nosographie chirurgicale*, par A. Richerand, t. 3, p. 42, 3e édit.; Paris, 1812.

d'une manière plus ou moins exclusive sur les fractures du métacarpe. A quoi peut tenir une opinion aussi contraire à l'observation et à un certain nombre de faits rendus publics soit par les recueils, soit par les leçons des maîtres? A deux motifs, selon moi : 1° à ce qu'on a imprimé cent fois que les os du métacarpe, os de peu d'étendue, fixés par leurs deux extrémités, se touchant presque, formaient une espèce de tout qui soutenait, sans distinction de ses parties constituantes, le choc des corps extérieurs; 2° à ce que leurs fractures, masquées par le gonflement dorsal de la main et la demi-flexion des doigts, ont été maintes fois méconnues et prises pour de simples contusions, soit par des malades se soignant eux-mêmes, soit par des médecins prévenus ou peu attentifs.

Cependant l'étiologie des fractures de ces petits os est extrêmemement variée, et son étude ne manque pas d'un certain intérêt, comme le dit M. Malgaigne, dont j'adopterai sur ce sujet les prinpales divisions.

Les puissances mécaniques brisent les métacarpiens, comme tous les os du squelette, brusquement ou lentement, en agissant sur eux de manière à vaincre leur élasticité jusqu'à la rupture. Ces forces produisent ce résultat sur eux, comme sur tous les os longs, directement ou indirectement, par le choc, la pression, la flexion, l'allongement et la torsion.

CAUSES DIRECTES.

1° Un corps étranger vient heurter les os. Ce corps, dans les faits cités ici, a été un gros marteau, une baguette de fusée, le levier d'une machine, la manivelle d'un cric, une baguette de fusil, un gros morceau de fer, et enfin un objet contondant quelconque.

I. — Hôpital de la Charité, service de M. Gerdy, remplacé par M. Jarjavay. Vidon, trente quatre ans, ouvrier, salle Saint-Jean, n° 7. Cet homme, le 21 octobre 1852, soulevait une pierre à l'aide d'un cric dont il tenait la manivelle;

l'arrêt du cric lâcha prise, et la manivelle, en tournant brusquement en sens inverse, vint frapper la face dorsale de la main droite de l'ouvrier. Il ressentit d'abord une douleur vive, qui cessa au bout d'une heure. Il tint sa main pendant quelque temps dans l'eau froide. Un médecin prescrivit des applications de compresses imbibées d'eau blanche. Le lendemain, le gonflement était considérable; il y avait une phlyctène et une ecchymose légère dans le point qui avait été frappé. — Le 23 octobre, le malade se présente à la consultation de M. Jarjavay, qui reconnaît une fracture du troisième métacarpien. *État actuel :* un peu de gonflement, surtout à la face dorsale de la main; douleur vive à la pression, particulièrement au niveau de la réunion du tiers inférieur avec les deux tiers supérieurs du troisième métacarpien. Le médius est raccourci; il dépasse l'index et l'annulaire un peu moins que celui du côté sain; cette différence est de 2 ou 3 lignes. La tête de ce métacarpien est déprimée sensiblement au-dessous du niveau des métacarpiens voisins. En saisissant séparément les deux fragments, et en leur imprimant des mouvements en sens inverse, on constate une mobilité anormale; la crépitation est évidente, mais on ne l'obtient pas chaque fois qu'on la recherche; les mouvements d'extension des doigts sont conservés, mais ils sont peu énergiques. Compresses imbibées d'eau blanche. — Le 26 octobre, on applique une attelle sur laquelle reposent, par leur face palmaire, les trois métacarpiens du milieu; elle est maintenue par des bandelettes de diachylon. — Le 1er novembre, le malade sort volontairement, conservant son appareil. (Recueilli par M. Canuet, communiqué par M. Jarjavay.)

2° Une force agit sur le métacarpe par une pression directe; mais, la plupart du temps, il est difficile de savoir si cette pression a été simple ou combinée avec un choc proprement dit.

II. — L'auteur de l'article *Métacarpe*, dans le *Dictionnaire des sciences médicales*, rapporte qu'il a vu à l'hôtel-Dieu une fracture des deuxième et troisième métacarpiens chez un homme qui avait eu la main prise entre un mur et un timon de voiture.

III. — Au n° 21, salle Saint-Louis, est entré, le 8 septembre 1846, le nommé Vasselle (Michel), âgé de vingt-cinq ans. Il y a onze jours sa main droite s'est trouvée prise sous le pied d'un cheval. La douleur qu'il ressentit l'obligea de cesser son travail; il se rendit tout de suite chez un médecin, qui constata une fracture. Après avoir tiré sur les doigts, il fit l'application d'un appareil composé de compresses placées dans la paume de la main et sur sa face dorsale, avec deux attelles de carton; le tout maintenu par une bande. On enlève cet appareil; on trouve à la face postérieure de la main, au niveau des troisième et quatrième métacarpiens, deux petites plaies superficielles. En faisant exécuter des mouvements aux doigts correspondants, on constate une mobilité très-évidente, surtout pour le quatrième os, et une crépitation distincte pour chacun d'eux. Pour le troisième, la fracture siége à 2 centimètres (1) au-dessus de son extrémité inférieure; elle est sans déplacement. Pour le quatrième, il existe un véritable écrasement; le doigt, promené sur sa partie postérieure, sent, dans tout le corps de l'os, une crépitation multiple due à la présence d'esquilles; quand on porte le doigt correspondant à la fracture dans l'extension, une dépression profonde se fait au niveau de la partie moyenne du métacarpien. La fracture, étant directe, ne présente pas de déplacement; aussi l'on se contente de placer dans la paume de la main une pelote soutenue par une attelle. Les doigts sont rapprochés les uns des autres, et tenus fléchis sur le tampon avec une bandelette. — Le 14, le malade demande sa sortie; la main est laissée dans l'appareil; les deux petites plaies sont fermées; on ne sent plus de crépitation. Comme il n'existe pas de déplacement, la fracture guérira sans difformité. (M. Lamaestre.)

3° La main se précipite au-devant du choc. La cause du fait XXVII est un coup de poing sur le crâne d'un homme.

IV. — M. Jules Cloquet a vu un charretier qui s'était brisé les deux derniers os du métacarpe, en appliquant un coup de revers de sa main sur la tête de son cheval (*Dict. de méd.* en 30 vol., art. *Main*).

V. — M. Murat, chirurgien en chef de Bicêtre, avait observé une fracture du cinquième métacarpien sur une femme qui fit une chute sur le bord cubital de la main (*Dict. des scienc. méd.*, art. *Métacarpe*).

---

(1) Pour me faciliter l'intelligence des observateurs qui se sont exprimés en centimètres dans la détermination de l'endroit de la fracture, j'ai mesuré les métacarpiens de plusieurs mains d'adultes, et j'ai obtenu pour chacun de ces os la longueur moyenne suivante en centimètres : premier, 4; deuxième, 6; troisième, un peu plus de 6; quatrième, un peu plus de 5; cinquième, un peu moins de 5. (Note de l'auteur du mémoire.)

Cette troisième variété de cause directe, qui est précisément l'opposé de la première, serait, selon M. Malgaigne, la plus commune ; mais, des onze faits directs inscrits dans ce mémoire, six reconnaissent la première pour cause, et les autres variétés se partagent le reste. Ce serait donc la première qui se présenterait le plus fréquemment.

4° La force vulnérante est une double impulsion en sens contraire de la main et du corps extérieur : c'est un contre-coup qui produit une fracture directe.

L.-J. Sanson a vu plusieurs fractures des os du métacarpe qui avaient été produites par le choc qu'avait communiqué à la main l'un des bouts d'un bâton ou d'une forte pièce de bois, dont l'extrémité opposée avait frappé rudement contre un corps dur ou contre le sol (1).

Sur mes onze faits de fracture directe, quatre seulement sont relatifs à des fractures de plus d'un os, ce sont les faits II, III, IV et celui qui suit :

VI. — Hôpital de la Charité, service de M. Velpeau. Judisse, âgé de dix-sept ans. Le 5 mai 1851 cet homme reçut un violent coup de gros marteau de maréchal sur le milieu de la face dorsale de la main droite, appliquée par sa face palmaire sur un morceau de bois. Sur le moment la douleur fut peu vive; le malade ne ressentit qu'un engourdissement, avec perte momentanée de la sensibilité des doigts. Une demi-heure après l'accident, la sensibilité revint accompagnée d'une douleur très-vive. — Le 7 mai, ce malade entre à la Charité. *État actuel :* Gonflement considérable de toute la main, ne dépassant pas la racine des doigts et remontant jusqu'au niveau du tiers inférieur de l'avant-bras, plus prononcé à la face dorsale; point de plaie; seulement, sur la peau recouvrant la face postérieure des troisième et quatrième os, deux ou trois petites ecchymoses; la tuméfaction masque toutes les saillies du poignet; la flexion et l'extension des doigts sont à peu près impossibles; les mouvements de rotation de l'avant-bras sont conservés et sans douleur; crépitation évidente des deuxième, troisième et quatrième os

(1) *Dict. de méd. et de chir. prat.*, t. 8, p. 523.

du métacarpe; les troisième et quatrième paraissent cassés en différents endroits. Compresses résolutives. — Le 15 mai, application d'un gantelet, et, par-dessus ce bandage, des compresses résolutives. — Le 1er juin, levée du bandage; on trouve une consolidation complète. — Le 6 juin, le malade sort guéri ; seulement les mouvements sont roides. (Recueilli par M. V. Taurin, communiqué par M. Jarjavay.)

Dans près des deux tiers des cas, les causes directes n'atteignent donc qu'un os isolé, lorsque, bien entendu, elles ne produisent que des fractures sans complications. Les auteurs, en général, disent le contraire ; M. Malgaigne ne se prononce pas à cet égard. En outre, ces causes, dans la grande généralité des cas, ne les brisent qu'en un seul endroit, car les faits III et VI offrent seuls des exemples de fracture comminutive et à plusieurs fragments.

CAUSES INDIRECTES.

1° Une chute a lieu sur le poing ou sur la main un peu moins fermée et l'os appuyant par une de ses extrémités contre le sol, tandis que son autre extrémité est pressée par le poids du corps, est rompu dans sa diaphyse. C'est l'arc dont on exagère la courbure. L'os représente dans ce cas un levier du deuxième genre.

Cette cause est tellement la plus commune, qu'elle a produit la fracture 15 fois sur les 23 observations de fractures indirectes que contient ce travail. Ces 15 chutes avaient eu lieu de différentes façons : 7 de la hauteur du blessé, 4 dans un escalier, 2 de cheval, 1 d'une échelle, 1 de la hauteur environ d'un premier étage.

VII. — Trucat, vingt-quatre ans, maréchal, salle Saint-Jean, n° 6, entré le 6 mars 1853 à l'hôpital de la Charité, service de M. Gerdy remplacé par M. Jarjavay. Cet homme a fait une chute sur l'extrémité digitale et interne du métacarpe droit; il en est résulté une fracture du quatrième métacarpien, à 1 $\frac{1}{2}$ centimètre ou 2 centimètres de l'extrémité carpienne de l'os. *Examen :* Mobilité facile à constater, crépitation, douleur au niveau du siége de la lésion; extrémité digitale du fragment inférieur inclinée vers la paume de la main; le bout du doigt annulaire correspondant descend moins bas que celui du côté sain; en relevant le fragment inférieur, le doigt se replace au niveau accoutumé; compresses graduées sur la face palmaire du quatrième métacarpien, soutenues par une petite attelle de bois; l'appareil est maintenu par des bandelettes de diachylon. — Le 18 mars, la consolidation est effectuée; il y a une légère tuméfaction sur l'os qui était fracturé; le doigt annulaire descend aussi bas que du côté gauche. (Communiqué par M. Jarjavay.)

VIII. — Hôpital de la Charité, service de M. Gerdy remplacé par M. Jarjavay. Savary (Jules), vingt-huit ans, salle Saint-Jean, n° 20. Cet homme tomba, le 17 octobre 1853, dans un escalier, et sa main droite fermée frappa le sol. Dès lors, mouvements de la main douloureux; application de compresses mouillées d'eau de Goulard. Ce malade, ne pouvant se servir de sa main, entre à l'hôpital le 20 octobre. A l'examen, on observe les trois déformations suivantes : 1° Raccourcissement du doigt médius, avec tous les signes d'une fracture siégeant près de l'extrémité supérieure du troisième métacarpien; 2° saillie dorsale de l'extrémité supérieure du fragment inférieur de cet os; 3° saillie palmaire de l'extrémité digitale du même fragment. Il n'y a pas d'ecchymose au niveau de la fracture; mais, en ce point, la pression directe est pénible; on applique une attelle sur un coussin qui relève l'extrémité inférieure du métacarpien, et on maintient solidement ce petit appareil. — Le 10 novembre, la consolidation est parfaite, sans cal difforme, seulement avec gêne des mouvements, par suite de la roideur articulaire, et un très-léger raccourcissement du médius de $0^m,033$. (Communiqué par M. Jarjavay.)

IX. — En juillet 1850, une dame, âgée d'environ vingt-huit ans, demeurant rue du Bac, tomba à la renverse de cheval, au bois de Boulogne. Dans cette chute, le poids du corps porta sur la main droite fermée, qui toucha le sol la première par l'extrémité inférieure de son côté cubital. Il en résulta une fracture du quatrième métacarpien, à la réunion de son tiers supérieur avec ses deux tiers inférieurs. *Examen :* Excoriations sur les parties de la main qui avaient porté sur le sol; saillie en arrière de l'extrémité supérieure du fragment inférieur, au lieu indiqué; mobilité, crépitation, douleur; point d'ecchymose à l'endroit de la fracture; saillie en avant de la tête du métacarpien; raccourcissement de l'annulaire dont la flexion et l'extension sont douloureuses et peu étendues. *Traitement :* Compresse pliée en coin, dont la base relève la tête du métacarpien; attelle palmaire de carton, dépassant à peine la tête de cet os; compresses dorsales comprimant la saillie de la fracture; bande dextrinée soutenant et comprimant le tout. Après la guérison, qui eut lieu en trente-deux jours, saillie légère au niveau du point fracturé; le tendon de l'extenseur, qui n'est pas dévié, joue librement sur elle, et n'y a imprimé aucun sillon; l'extrémité inférieure de l'annulaire descend aussi bas sur le côté interne du médius qu'à la main gauche; la tête du métacarpien a sa direction normale. (Communiqué par M. Jarjavay.)

X. — Communication de M. Corbel-Lagneau à la Société de médecine pratique, séance du 6 août 1846. — Un jeune homme de dix-huit ans, d'une forte constitution, tomba du cinquième barreau d'une échelle sur laquelle il était monté; la chute eut lieu en avant, et les mains furent instinctivement portées dans cette direction pour préserver la tête. Quand il se releva, la main gauche sur laquelle le poids du corps avait principalement porté, offrait les symptômes suivants : Contraction des muscles de la région palmaire externe qui faisaient une saillie plus considérable que dans la main droite; raccourcissement d'un centimètre et demi de la longueur normale du premier métacarpien; allongement de l'os, très-facile en pratiquant l'extension; enfin, une crépitation distincte. Un simple appareil, composé de trois compresses longitudinales, et de trois attelles de carton superposées et maintenues au moyen d'un bandage alternativement circulaire et en 8 de chiffre, qui fut resserré trois fois dans l'espace d'un mois, suffit pour permettre, au bout de ce temps, au malade, de se livrer à ses travaux ordinaires, la guérison étant complète. (*Gazette des hôpitaux*, 1846, p. 427.)

XI. — Hôpital des Cliniques, service de M. Cloquet, remplacé par M. Jarjavay, professeur agrégé. — Turpin, vingt-huit ans, layetier, entré le 16 août 1850, salle des hommes n° 7. Cet homme est tombé du sommet d'un tas de bois, qui avait à peu près la hauteur d'un premier étage, sur la main gauche. Il en est résulté une fracture du quatrième métacarpien, près de son extrémité supérieure. Il n'y a pas d'ecchymose. L'extrémité inférieure de l'os est dirigée vers la paume de la main, ainsi que le doigt qu'elle supporte. L'extrémité supérieure du fragment inférieur fait une saillie peu prononcée du côté dorsal. Mobilité anormale de ce fragment. Crépitation et douleur à la pression, près de l'extrémité carpienne de l'os. Flexion et extension de l'annulaire, possibles, mais peu étendues. Compresses résolutives. — Le 19 août. Compresses graduées avec une petite attelle palmaire; ces compresses forment un coin dont la base est sous la tête du métacarpien; le tout est maintenu par des bandelettes de diachylon. — Le 4 septembre, la consolidation est parfaite. La tête du quatrième métacarpien est à peine portée en avant, et le doigt annulaire ne semble pas raccourci, quand on compare son extrémité inférieure à celle du côté opposé. (Communiqué par M. Jarjavay.)

2° La chute est la même, mais le bout inférieur du métacarpien ne porte sur le sol qu'avec l'intermédiaire du doigt tenu dans l'extension. Il faut avouer que cette variété est bien extraordinaire, et qu'il semblerait plus naturel qu'un semblable accident amenât la flexion, la fracture ou la luxation du doigt. Au reste, elle est fort rare.

XII. — Lonsdale a vu une fracture du troisième métacarpien, qui était le résultat d'une chute sur le bout du doigt médius étendu (M. Malgaigne).

XIII. — M. Vidal (de Cassis) a vu le troisième métacarpien se briser dans une chute sur l'extrémité des doigts étendus (*Traité de pathologie externe*, par A. Vidal, 3e édit., t. 2, p. 266; 1851.)

J'ai trouvé dans un journal un cas de fracture qui, bien qu'il n'en soit rien dit dans le corps de l'observation, paraît dû à ce genre de cause. Ce qui me le fait conjecturer, c'est qu'il est suivi des réflexions suivantes : « Cette fracture est la suite d'une chute dans laquelle le poids du corps agit sur l'extrémité des doigts et non pas sur les os du métacarpe eux-mêmes. Les doigts et les os du métacarpe forment une espèce d'arc dont une extrémité appuie contre le sol au moment de la chute, et dont l'autre est appuyée au carpe. L'effort résultant de la chute est transmis le long du doigt jusqu'au métacarpien, qui cède en se fracturant. Les os du doigt résistent sans doute à cause du grand nombre et de la grande mobilité de leurs articulations, et de leur peu de longueur, ce qui leur donne une flexibilité par laquelle l'effort de la chute se trouve décomposé et amorti, tandis que l'os du métacarpe, inflexible dans sa longueur, et solidement articulé avec le carpe, résiste et se brise. » Toutefois, comme cette théorie n'est guère rationnelle, et qu'il peut y avoir eu double erreur de la part de celui qui l'a rédigée, je ne reproduis ce fait que sous toute réserve, au point de vue de la variété de cause indirecte qui a brisé l'os.

XIV. — Sauvard, âgé de trente-deux ans, ancien militaire, vint se présenter à la consultation de M. Dupuytren. Il avait fait, huit jours auparavant, en descendant un escalier, une chute dans laquelle la main gauche avait frappé avec grande force sur le bord d'une marche. Un gonflement assez considérable survint bientôt après, et ne tarda pas à se dissiper à l'aide de l'application de compresses imbibées d'eau-de-vie camphrée, prescrites par un chirurgien qui crut n'avoir à traiter qu'une simple contusion; mais, la douleur et la gêne dans les mouvements persistant, déterminèrent Sauvard à venir consulter M. Dupuytren, qui, après l'avoir examiné avec soin, reconnut une fracture au quatrième métacarpien. En effet, en cherchant à faire mouvoir en sens contraire les deux extrémités de cet os, on sentait une crépitation et une mobilité manifestes près de son extrémité supérieure. Le malade, de son côté, sentait précisément la douleur dans ce lieu, pendant qu'on faisait les recherches. On appliqua aussitôt un appareil convenable, consistant en deux attelles placées sur les faces dorsale et palmaire du métacarpien fracturé, et s'étendant sur le doigt annulaire, avec deux compresses graduées entre elles et l'os; le tout fut maintenu par quelques tours de bande, et arrosé matin et soir avec de l'eau de Goulard. Cet appareil fut renouvelé trois fois, et le malade guérit sans difformité, pouvant exécuter les différents mouvements de la main sans douleur. (*Gazette des hôpitaux*, 1833, p. 75.)

3° Le blessé a asséné un violent coup de poing, la main en supination et la tête du métacarpien portant la première. Le mécanisme est le même que dans les chutes sur la main : l'os est rompu par la pression de deux forces qui le plient au dela de sa faible propriété d'élasticité. C'est absolument le bâton qui, tenu dans la main par une de ses extrémités, se brise dans son milieu ou à son point le plus faible, lorsque son autre extrémité frappe avec force un corps résistant.

XV. — Lonsdale a cité une fracture indirecte du troisième métacarpien droit, qui avait été produite de cette façon (M. Malgaigne).

Peut-être le fait XXX en est-il aussi un exemple.

4° M. Malgaigne rapporte un cas tout à fait exceptionnel, dont la cause me paraît analogue à celle qui brise un bâton dont le milieu est appuyé sur le genou qui le pousse en avant, tandis que les deux bouts sont violemment ramenés en arrière par les mains.

XVI. — Edme Rousseau, âgé de soixante et dix ans, tonnelier, est entré à l'hôpital Saint-Antoine le 21 décembre 1844, dans le service de M. Malgaigne. Déchargeant une pièce de vin sur le port de Bercy, il avait mis, à cause du froid, un gant à sa main droite. Ce gant fut accroché par l'onglet d'un cercle, et, le tonneau continuant à rouler, la main se trouva prise un moment par dessous en supination, de telle sorte que la tête du quatrième métacarpien appuyait contre le rebord saillant d'un pavé, tandis que le tonneau roulait sur le dos du pouce. De là vive douleur et fracture. Il put encore décharger deux ou trois tonneaux, après quoi la douleur l'obligea de s'arrêter. Huit jours après il vint à l'hôpital. On trouve une fracture au tiers supérieur du quatrième métacarpien, avec saillie du fragment inférieur vers le dos, et abaissement de l'articulation vers la paume. On place dans la main une pelotte et une attelle maintenue par des bandelettes de diachylon qui appuient sur le dos des deux articulations voisines. Dix à douze jours après, on applique une compresse sur le fragment saillant. — Le 21 janvier, l'appareil est ôté; il y a consolidation, mais avec saillie du fragment, dépression de l'articulation, et quelques douleurs dans le cal, le poignet et les doigts. On fait exécuter des mouvements et pratiquer des frictions. Il est à noter que le sujet a été atteint, depuis 1805, de nombreuses attaques de goutte, et que presque toutes les articulations des doigts en sont déformées; cependant, il ne ressent plus de douleurs depuis 1826. En examinant les doigts fléchis et les têtes des métacarpiens, on voit qu'il y a un chevauchement de 6 à 8 millimètres. L'articulation était bien soulevée par l'appareil, et peut encore être soulevée au niveau ou même au-dessus des autres, mais le mouvement se passe dans l'articulation carpienne, et s'y passait sans doute aussi sous l'influence de l'appareil.

5° Jusqu'à présent on a vu l'os brisé par une flexion outrée en avant. Voici actuellement un cas resté unique jusqu'à ce jour, dans lequel la courbure naturelle de l'os a été d'abord redressée, ensuite portée en arrière par une flexion assez forte pour déterminer la fracture.

XVII. — Dupuytren rapportait, dans ses leçons, le fait suivant : Deux individus luttaient sur la force du poignet. Dans ce jeu les doigts sont entrelacés, les têtes des métacarpiens directement opposées, les phalanges repliées pressent avec force sur le dos de la main. Le plus vigoureux des deux champions cassa le troisième métacarpien à son adversaire. (*Dictionnaire des sciences médicales*, art. *Métacarpe.*)

6° Enfin, ce n'est plus une flexion en avant ou en arrière, c'est une violente traction. L'allongement de l'os, auquel se joint probablement un certain degré de torsion provenant, soit de la cause, soit du patient, est poussé jusqu'à la solution de continuité. Tantôt alors, l'arrachement du fragment inférieur est simple, et tout reste en place; tantôt il y a ablation totale de ce fragment et du doigt qu'il porte. On comprend que le premier métacarpien, seul, est susceptible de subir *assez simplement* cette dernière mutilation, pour que je puisse, sans trop de fiction, en parler dans ce mémoire.

XVIII. — M. Velpeau a vu un porteur d'eau qu'un charretier avait tiré assez fortement par les doigts indicateur et médius, pour lui fracturer le troisième métacarpien (*Anatomie chirurgicale* de M. Velpeau, t. 2, p. 568, 3e édit.).

XIX. — Michel, âgé de vingt et un ans, grand et fortement musclé, élève mécanicien à bord d'un bâtiment à vapeur de l'État, eut, par suite d'une imprudence, le 14 juillet 1849, une partie de la main droite prise entre le tuyau de la pompe et l'un des balanciers de la machine en mouvement (force de 220 chev.). Le pouce, arraché immédiatement au-dessus de la tête de son métacarpien, tomba dans la cale. Michel éprouva si peu de douleur qu'il dit en riant : Je me suis laissé pincer! Mais, à peine eût-il regardé sa main, qu'il tomba en syncope. La plaie irrégulière, plus palmaire que dorsale, présentait à peu près au même niveau tous les éléments de l'éminence thénar; seulement, quelques millimètres, qui restaient de la tête du métacarpien, et qui saillaient en pointe, durent être réséqués. Aucune hémorrhagie, aucune douleur ne se manifestèrent. Pansement: moyens ordinaires de rapprochement, appareil de contention et bandage roulé sur tout le membre supérieur. Pendant douze jours, la main et l'avant-bras furent soumis continuellement tantôt à des bains d'eau froide de mer, tantôt à l'application de compresses imbibées du même liquide. A part deux petits abcès causés par la nécrose de très-légères esquilles, il n'y eut ni accident ni complication d'aucune espèce, et, le trente-cinquième jour, la guérison étant parfaite, la cicatrice très-peu étendue, un peu allongée, semblait être le résultat d'une amputation chirurgicale. Ce jeune homme fut réformé et pensionné. J'ai revu ce malade deux ans après. L'éminence thénar, réduite à peu près du tiers, comparativement au côté sain, s'était, par la diminution des muscles, et l'affaissement de la peau, pour ainsi dire détachée de la main, et constituait une espèce de petit pouce. Je m'assurai par la mensuration que la tête seule manquait au métacarpien; cet os jouissait non-seulement de tous les mouvements normaux, mais même d'une manière plus étendue que du côté gauche. Le trapèze paraissait avoir acquis lui-même un peu de mobilité anormale. Ce moignon, arrondi à son extrémité, pouvait s'opposer facilement aux autres doigts qui, eux aussi, par l'exercice, avaient acquis plus de mobilité. Michel pouvait se servir de tous les instruments de sa profession; mais, pour écrire ou dessiner, il plaçait la plume ou le crayon entre l'index et le médius.

J'ai en ce moment sous les yeux deux observations d'arrachement du pouce, l'une publiée dans les *Arch. gén. de méd.*, l'autre communiquée à l'Académie de médecine par M. J. Cloquet. Dans toutes les deux, comme dans la mienne, le malade ne s'était pas douté, au moment de l'accident, de la lésion qu'il avait éprouvée; il y avait eu absence de douleur, et la guérison s'était montrée aussi facile et aussi rapide que parfaite. Quelque prévenu qu'on soit, on ne peut se défendre d'un sentiment d'étonnement lorsqu'on voit ces arrachements, en apparence si graves, causer en réalité moins de douleur, et offrir souvent moins de danger que la plus minime opération.

Mes vingt-trois faits prouvent que toutes ces causes indirectes ne portent jamais à la fois que sur un seul os du métacarpe. Cette particularité est d'autant plus digne d'intérêt, que certaines de ces causes sont d'une violence telle qu'on croirait volontiers qu'elles doivent agir simultanément sur plusieurs parties du squelette de la main proprement dite. J'ajouterais qu'elles ne cassent jamais cet os qu'en un seul endroit, si le fait XXXVI n'était, par exception unique, un exemple aussi rare que remarquable de fracture double produite indirectement dans une diaphyse. Les fractures simples, par cause indirecte, paraissent aussi, contrairement à l'opinion générale, être beaucoup plus communes que les fractures directes exemptes de complications, puisque, dans ce mémoire, elles sont au nombre de vingt-trois, tandis que les faits directs n'y figurent qu'au nombre de onze.

SYMPTÔMES ET DIAGNOSTIC.

Craquement. Le craquement qui se fait entendre ou sentir au moment de la fracture ne doit pas être rare dans les solutions de continuité du métacarpe; mais il est probable que les observateurs ont négligé d'interroger les malades sur ce symptôme qui a une certaine valeur, ou d'inscrire leur réponse à cet égard, car je n'en ai que deux exemples, les faits XXIII et XXVII.

Douleur. Une douleur plus ou moins vive est constamment ressentie, de suite ou peu de temps après l'accident; elle est souvent précédée, surtout dans les chocs directs, par de l'engourdissement ou une perte momentanée de la sensibilité; mais ce phénomène n'a aucune signification diagnostique, car il accompagne tout aussi bien une contusion simple qu'une fracture. Cependant s'il est persistant, et si la pression le développe dans un point très-circonscrit et toujour le même, il doit donner l'éveil.

Impuissance de la main et des doigts. Généralement l'accident est suivi de gêne ou d'impossibilité dans les mouvements de ces parties. Ce symptôme qui, du reste, n'a pas plus de valeur que le précédent, manque parfois dans les fractures indirectes. Le sujet du fait XVI put continuer à travailler près d'un quart d'heure avec sa main droite dont le quatrième métacarpien était fracturé, et un autre blessé de M. Malgaigne ne se douta d'une lésion un peu sérieuse que le lendemain en voulant reprendre son travail.

XX. — Dubreuil, vingt-quatre ans. graveur sur marbre, entré le 19 avril 1851 à l'hôpital de la Charité, salle Saint-Jean, n° 21, service de M. Gerdy, remplacé par M. Jarjavay. Ce jeune homme, il y a environ trois semaines, est tombé sur la main droite, près de l'extrémité des deuxième et troisième métacarpiens. Le poids du corps a porté obliquement vers le pouce. Aussitôt après l'accident se sont manifestées une grande douleur et une enflure occupant le dos de la main et du poignet. Dubreuil, après trois jours de repos, s'est remis à son travail habituel, tenant de sa main blessée un marteau assez lourd (1 livre ½). Il a continué son travail jusqu'au 19 avril, jour où la persistance de la gêne et de la douleur l'ont conduit à la consultation de la Charité. Examen : tuméfaction dure, grosse comme la moitié d'une amande, placée, au dos de la main, sur le trajet du deuxième métacarpien, près de son extrémité supérieure, et limitée à la surface de l'os. Direction courbe de cet os; son extrémité inférieure est rapprochée de la paume de la main; le bout du doigt qu'elle supporte est plus en arrière. La flexion de ce doigt ne peut être complète. Il y a mobilité de l'extrémité supérieure de ce deuxième métacarpien, et douleur à la pression, mais pas de crépitation. (Cataplasmes.) — Le quatrième jour, 22 avril, attelle palmaire, compresse en coin dont la base soulève la tête du métacarpien, le tout contenu par des bandelettes agglutinatives qui pressent sur la tumeur, la compriment. — Le 7 mai, la consolidation est obtenue. La tumeur est moindre, plus dure, plus osseuse; mais le métacarpien a conservé une courbure exagérée; l'index n'acquiert pas encore le degré de flexion des autres. Le tendon de l'extenseur est libre, n'est pas dévié et n'a pas creusé de sillon sur le cal. (Communiqué par M. Jarjavay.)

Contusion et ecchymose. Ces deux symptômes, ensemble ou l'un sans l'autre, quelquefois accompagnés d'éraflures de l'épiderme, d'excoriation, indiquent toujours exactement, dans les fractures directes, le lieu atteint par le choc extérieur et à peu près le siége de la fracture. Leur existence constante, dans ce cas, tient à ce que les os du métacarpe, d'une étendue très-restreinte, formant voûte, protégés par des tendons élastiques, ne peuvent être directement brisés que par des puissances assez considérables qui lèsent nécessairement les parties molles, à une plus ou moins grande profondeur. Un fait qui est précisément une exception à la règle que je viens de poser, avait jadis fixé mon attention, et je l'avais recueilli; mais je n'ai pu en retrouver l'observation écrite. Le peu que je vais en relater de souvenir n'en sera pas moins exact. Je ferai remarquer préalablement que le premier os du métacarpe n'est pas dans les mêmes conditions anatomiques que les quatre autres, et que la cause, que j'ai pensé avoir produit sa fracture dans le cas en question, est tellement rare qu'elle ne doit pas entrer en ligne de compte.

XXI. — Pendant l'été de 1844, un matelot-charpentier au service de l'État, âgé de trente-cinq ans environ, père de famille, avait essayé en vain de se faire réformer. Quelques jours avant le départ de son navire, il se présenta, le bras en écharpe, racontant que pendant son travail il s'était cassé le pouce gauche, en se donnant, dans un moment d'inattention, un coup de marteau sur la main. L'accident n'avait pas eu de témoin. La fracture était évidente; elle siégeait à la partie moyenne du premier métacarpien : la mobilité, la crépitation, le raccourcissement du pouce, sa réduction facile le prouvaient assez; mais la peau était intacte : elle ne présentait ni excoriation, ni changement de couleur, ni gonflement, aucune trace en un mot de lésion directe. Il était impossible d'admettre l'explication de cet homme; cependant il n'en soutint pas moins son dire. Son navire partant, on mit ce matelot à l'hôpital militaire. Là, malgré tous les moyens possibles et successifs de contention, on ne put obtenir l'adhésion des fragments qui, au bout de trois mois, étaient aussi mobiles que le premier jour. On eut la certitude morale que ce matelot-charpentier, dont la santé était excellente, avait empêché la formation du cal par les mouvements qu'il imprimait secrètement à son pouce; mais la preuve manquait, et il fut réformé. Par état, cet homme connaissait très-bien l'effet d'un coup assez faible, mais donné d'une certaine façon sur un corps qui porte à faux. J'ai toujours pensé que c'était ainsi qu'il s'était procuré une fracture, après avoir eu la précaution de s'envelopper la main de linge ou d'autre matière propre à amortir l'effet direct du choc opéré, probablement, au moyen de quelque objet mousse ou arrondi.

Sur mes vingt-trois cas de fractures indirectes, quelques-uns portent la mention d'une ecchymose, soit simple, soit avec contusion ou éraflure de l'épiderme. Cette ecchymose occupe la saillie des articulations métacarpo-phalangiennes, descend plus ou moins sur les les premières phalanges et remonte, une fois, sur les parties latérales du dos de la main; elle marque l'endroit qui a porté dans la chute, ou sur lequel le choc a exercé son action. Dans cinq de ces observations, il est spécifié catégoriquement, comme on peut le voir, qu'il n'y avait ni contusion ni ecchymose au lieu de la fracture. Dans les autres, il n'est rien dit à ce sujet; or, j'ai remarqué que les observateurs enregistrent toujours et décrivent souvent ces symptômes, qui, du reste, frappe les yeux. Je crois être en droit de conclure de là que, dans les causes indirectes, il n'y a jamais d'ecchymose produite par la fracture elle-même. Dans le fait XXXVI, une ecchymose bleuâtre occupe tout le creux de la main, mais elle est due à deux circonstances tout exceptionnelles, une fracture double du même os et un déplacement spécial.

Gonflement. Il ne se manifeste jamais à la paume de la main : l'épaisseur de la peau dans cette partie, son peu d'élasticité, et les adhérences fortes et nombreuses qui l'unissent à l'aponévrose palmaire, tandis que la peau de la face dorsale se trouve dans des conditions tout opposées, rendent facilement compte de cette particularité. Il dépasse rarement la racine des doigts, empiète souvent sur le poignet, et quelquefois sur l'avant-bras. Lorsqu'il est simple, il se termine constamment par résolution. Dans les fractures directes, le gonflement est généralement primitif et souvent considérable; dans les fractures indirectes, il est tantôt primitif, tantôt secondaire, d'une intensité variable, il peut être étroitement limité sur la face postérieure de l'os malade, comme dans le fait XX, ou presque nul. Ai-je besoin d'ajouter que ce symptôme n'est qu'un indice de lésion quelconque?

Siége, direction et forme de la fracture. Dans les fractures directes, le siége de la solution de continuité, n'étant qu'un effet direct de la cause, dépend presque complétement d'elle, et occupe par conséquent, sans aucune distinction, tous les points de l'os; les faits de ce mémoire en fournissent la preuve. Pas plus que les autres, les fractures indirectes n'ont de siége de prédilection. Mes faits se partagent également, sous ce rapport, toutes les divisions artificielles qu'on a coutume d'établir sur la longueur des os, les tiers supérieur et inférieur, leur point de réunion avec le tiers moyen, la partie moyenne ; cependant deux auteurs, qui ne pouvaient conclure que sur des éléments trop peu nombreux, ont placé ce siége de prédilection, l'un vers l'extrémité carpienne, l'autre au milieu de l'os. Mais la partie la moins soutenue ne correspond pas toujours au milieu du métacarpien, et celle qui est la plus grêle et la plus courbe occupe un point variable d'un métacarpien à l'autre; de plus, la forme et la composition des os, de leurs articulations, des parties molles qui les avoisinent, ne sont pas identiques chez deux individus, et les causes les plus semblables en apparence ont en réalité des différences d'action qu'on ne peut prévoir.

Ces fractures peuvent être dentelées, obliques ou compliquées d'esquilles. La fracture oblique peut évidemment affecter toutes les directions; mais M. Malgaigne n'a rencontré jusqu'à présent que l'obliquité en bas et en avant, et aucun fait dans ce mémoire ne présente, autant qu'on en peut juger par le seul déplacement, que ce genre d'obliquité. On comprendrait cependant que les fractures XVII et XXVIII eussent été obliques dans un sens opposé, car l'une aurait été produite par une flexion en arrière, et le cal de l'autre faisait saillie sur la face palmaire. La fracture indirecte XXIII m'a paru être transversale; mais je crois qu'en thèse générale, les faits de ce mémoire permettent de dire que les fractures directes sont dentelées, et les indirectes, obliques.

Mobilité contre nature. Ce signe presque pathognomonique se fait sentir d'une manière prononcée dans presque toutes les fractures indirectes et quelquefois à un degré extrême, comme on peut le voir au fait XXIII; le plus souvent, dans les solutions de continuité directes, ce signe est absent ou manque en partie. Les faits I et III, bien que directs, présentent des exemples d'une mobilité caractéristique; mais ils sont relatifs, l'un à une fracture oblique, l'autre à une fracture comminutive. Suivant M. Malgaigne, la meilleure manœuvre pour la rendre manifeste consiste à attirer fortement le doigt dans la flexion, tandis qu'avec le pouce on appuie sur la paume de la main, vis-à-vis la fracture présumée, de manière à obtenir un angle saillant en arrière ; mais cette épreuve demande à être tentée avec quelque prudence, de peur de déterminer un déplacement considérable, qu'on aurait peine ensuite à corriger. En suivant cette manœuvre, on ne s'en laissera pas imposer par la mobilité normale qu'offre la partie inférieure des métacarpiens, mobilité, comme le fait remarquer M. Jarjavay, plus manifeste d'abord dans le premier, ensuite dans le cinquième, et enfin dans le quatrième, que dans les deux autres (1).

Déformation de la main. Le déplacement des fragments dans les fractures du métacarpe peut affecter les directions postérieure, latérales et antérieure : la première est ordinaire, les deuxièmes ne sont pas communes, et la troisième est très-rare.

Albucasis, le premier, semble avoir indiqué le déplacement en avant ; mais, quant au genre de saillie qu'il voulait combattre en instituant un traitement particulier, il me laisse d'autant plus de doutes que le déplacement en avant des extrémités osseuses rompues se présente moins fréquemment, et que les expressions dont s'est servi ce médecin arabe peuvent donner facilement lieu à une interprétation plus conforme à ce qu'on observe ordinairement. M. Malgaigne dit n'avoir jamais vu la saillie des extrémités fracturées vers la paume de la main ; cependant le fait XXXVI, qui lui appartient, me paraît avoir présenté un certain degré de cette proéminence ; les faits XVII et XXVIII en ont peut-être été aussi des exemples.

En règle, il n'y a pas de déplacement notable dans les fractures directes.

---

(1) *Traité d'anat. chirurg.*, par J.-F. Jarjavay, t. 2, p. 341 ; Paris, 1853.

XXII. — Le 11 septembre 1846, le nommé Lambert Réquiler, âgé de trente-six ans, entra à Saint-Louis, dans la salle de M. Malgaigne. Il y a dix-huit jours, il avait la main droite appuyée sur une planche, lorsque le levier d'une machine vint tomber perpendiculairement sur la face dorsale du métacarpe, au niveau du quatrième os, qui seul fut brisé. Une plaie, qui existe encore, mais diminuée d'étendue, divisait les téguments; une autre dans la paume de la main, un peu en dedans du métacarpien, fut produite par un clou, sur lequel la main était posée au moment de l'accident. Il survint un gonflement considérable de toute la main. La peau est rouge, tuméfiée au niveau de l'articulation métacarpo-phalangienne, et en arrière sur la moitié inférieure du métacarpien; ce gonflement est dû en grande partie au cal qui proémine à la face dorsale et s'étend dans les deux espaces interosseux voisins. En imprimant au doigt annulaire des mouvements de flexion et surtout de torsion, on perçoit, à 2 centimètres au-dessus de la tête du métacarpien, une crépitation sèche, rugueuse. Il n'y a pas de déplacement, mais il existe deux plaies fistuleuses, laissant sortir quelques gouttes de pus, et capables d'admettre l'extrémité d'un gros stylet. L'unecest située à la face dorsale, au niveau de la fracture; l'autre à la face palmaire, dans le dernier espace interosseux et un peu plus bas que l'autre. Un stylet, introduit dans cette dernière fistule, passe entre les fragments, en produisant un frottement rugueux. Le doigt annulaire présente une perte de sensibilité complète de toute la moitié interne jusqu'à l'articulation métacarpienne; cette abolition de la sensibilité a suivi immédiatement l'accident. Lorsqu'on porte le doigt en dehors vers le médius, il y a vive douleur de toute cette moitié interne de l'annulaire; elle diminue et disparaît, quand on laisse ce doigt reprendre sa direction normale. Le malade ne reste pas à l'hôpital. Comme il n'existe pas de déplacement, on met dans la paume de la main un tampon de linge soutenu par une attelle, qui s'étend sur l'avant-bas; les doigts sont rapprochés et maintenus à demi fléchis sur la pelotte avec une bandelette de diachylon. — Le 18, le malade vient faire voir sa main. Pas de douleur, petites plaies fermées; la crépitation est presque nulle; la sensibilité commence à revenir dans la moitié interne du doigt. (M. Lamaestre.)

Quant au déplacement le plus commun dans les causes indirectes, M. Malgaigne en a tracé une description d'une exactitude si parfaite, comme il est facile de s'en assurer en parcourant seize de mes observations, que je ne peux mieux faire que de la lui emprunter.

« Le déplacement angulaire en arrière est beaucoup plus commun et se rencontre dans la plupart des fractures par cause indirecte ; il importe de se faire une juste idée de la nature de ce déplacement, qui n'est pas aussi simple qu'on pourrait le croire. D'abord, bien que l'angle paraisse formé par la saillie commune des deux fragments, surtout quand on essaye de repousser la tête de l'os en arrière, il suffit de l'examiner attentivement, en laissant la partie en repos, pour reconnaître que le fragment supérieur n'y entre pour rien, qu'il est maintenu à peu près dans sa direction naturelle par ses ligaments carpiens, et que, s'il éprouve quelque dérangement, ce serait plutôt pour s'incliner un peu vers la face palmaire. C'est le fragment inférieur qui remonte en arrière par-dessus l'autre, tandis que son extrémité phalangienne est fortement attirée en avant ; de là une saillie plus ou moins forte qu'il forme à lui seul à la face dorsale, tout en s'inclinant à angle sur le fragment supérieur ; de là la dépression de la tête de l'os, qui ne se trouve plus en arrière sur le même plan que les têtes des os voisins, et enfin complication la plus grave de toutes, de là un raccourcissement notable de l'os, dû à la fois au chevauchement réel et à l'inclinaison angulaire. »

Cependant les causes indirectes peuvent donner lieu à des fractures sans aucun déplacement. Voici un fait de ce genre que je viens d'observer et de recueillir à la Charité, dans le service de mon ancien maître, M. Velpeau. Il me paraît être un exemple rare de fracture transversale, qu'explique peut-être une prédisposition particulière, mais que je ne saurais déterminer.

XXIII. — Le 18 mai 1854, est entré à la Charité, salle Sainte-Vierge, le nommé Thomas (Louis-Guillaume), âgé de soixante-deux ans, maroquinier. C'est un homme qui, sans être malade, semble être usé ; il prétend, sauf une blennorrhagie, s'être toujours bien porté, et n'offre les traces d'aucune maladie générale ; il a déjà eu plusieurs fractures du bras et de la jambe, mais la consolidation en a été facile et parfaite. Il y a trois jours, ayant glissé sur un morceau de cuir humide, il est tombé sur le pavé, et une partie du poids du corps a porté sur le bord inférieur de la main gauche fermée. A l'instant même, il a ressenti dans le métacarpe un léger craquement et une douleur assez vive. Il lui était impossible dit-il, d'étendre les doigts, et il les tenait demi-fléchis pour éviter la douleur. Aucune ecchymose n'apparut; il survint seulement du gonflement à la face dorsale de la main et à la racine des trois derniers doigts. Il appliqua des cataplasmes; mais, voyant que la difficulté dans les mouvements des doigts et le gonflement ne se passaient pas, il se décida à entrer à l'hôpital. Examen : gonflement modéré, aucune trace d'ecchymose récente ou ancienne, fracture du quatrième métacarpien au-dessous de sa partie moyenne, douleur en ce point, crépitation très-évidente, mobilité extrême du doigt et du fragment inférieur, ni chevauchement ni déplacement quelconque des fragments laissés au repos, aucune déviation, aucun raccourcissement de l'annulaire, difficulté de la flexion et de l'extension. Pansement: pelote de charpie dans la paume de la main, compresses imbibées d'eau blanche sur le dos; le tout fixé sur une palette palmaire au moyen d'une bande comprenant le poignet et les doigts demi-fléchis. Ce pansement a été complétement inutile, car le malade, indocile ou peu raisonnable, a enlevé lui-même plusieurs fois son appareil, et exécuté différents mouvements de la main et des doigts. Cependant il sort, le 23 juin, parfaitement guéri, de l'hôpital. A part une petite tumeur à l'endroit de la fracture, sur laquelle passe, sans déviation, le tendon extenseur et une très-légère roideur dans les articulations des doigts, il ne reste rien de l'accident qu'a éprouvé cet homme; sa main gauche est autant dans son état normal que sa main droite.

Outre le double déplacement du fragment inférieur, produit par la cause indirecte, l'action des muscles fléchisseurs et l'obliquité de la fracture, il peut y avoir un déplacement latéral du même fragment.

XXIV. — Joséphine Duchâteau, âgée de cinquante ans, entrée le 9 juillet 1846, salle Saint-Ferdinand, n° 14. Hier au soir, en voulant éviter une voiture qui venait sur elle, elle glissa sur le pavé et tomba sur la main droite, dont les doigts étaient fléchis. Elle a éprouvé sur-le-champ une vive douleur, qui a duré toute la nuit; la main s'est fortement gonflée. On constate une fracture du quatrième métacarpien, siégeant à 1 centimètre et demi au-dessus de la tête de l'os. Le gonflement, qui, au dire de la malade, a diminué depuis hier, s'étend à la face dorsale de la main, depuis la tête des trois derniers métacarpiens jusqu'à l'articulation du poignet, plus marqué au niveau du quatrième. Autour de ce gonflement existe une ecchymose bleuâtre qui empiète sur la première phalange des trois doigts correspondants, plus marquée et plus étendue sur le doigt annulaire. Douleur à la pression le long du quatrième os, surtout à l'endroit fracturé; la malade ne peut étendre le doigt annulaire, qui est recourbé en crochet dans la paume de la main. L'articulation métacarpo-phalangienne du quatrième doigt n'est plus sur le même plan dorsal que les autres; elle est abaissée sur la face palmaire; en imprimant au doigt des mouvements alternatifs de flexion et d'extension, on obtient une crépitation très-sensible au-dessous de la tête du métacarpien. Une dépression marquée se voit au niveau de la tête de l'os; l'extrémité du fragment inférieur fait une légère saillie en arrière et en même temps du côté interne; le tendon de l'extenseur est déjeté en dehors. On applique le nouvel appareil de M. Malgaigne. — Le 6 août, on ôte les attelles. Quelques douleurs dans le cal, nulle saillie des fragments. La tête du métacarpien se trouve sur le même plan que les autres, mais un peu remontée, ce qui indique un peu de chevauchement du fragment inférieur, dont l'extrémité est toujours portée en dehors, et n'est point en ligne tout à fait directe avec le reste de l'os. La roideur est peu considérable. (M. Lamaestre.)

Le cas précédent offre l'un des deux seuls exemples, qui se trouvent dans mes observations, de déviation du tendon extenseur; l'autre est fourni par le fait XXXVII. Dans le premier, comme on vient de le voir, c'est le fragment inférieur qui a produit cet effet; dans le second, c'est le fragment supérieur. M. J. Cloquet a vu la déviation du tendon extenseur, mais elle était produite par le cal.

XXV. — Un sculpteur distingué, M. R..., pensionnaire du gouvernement à Rome, se trouvant à Florence, se laissa tomber dans un escalier; le poing fermé de sa main gauche porta sur une marche, au niveau des articulations métacarpo-phalangiennes, de sorte que le poids du corps fut momentanément soutenu par le métacarpe. Le troisième os de cette région, plus saillant que les autres, pressé entre ses deux extrémités, se brisa à sa partie moyenne. Il survint du gonflement, de la douleur, qui se dissipèrent par le traitement antiphlogistique. Il y avait un mois que l'accident était arrivé, lorsque M. R... vint consulter M. Cloquet. Il portait sur le dos de la main, au niveau de la partie moyenne du troisième os métacarpien, une tumeur formée par le cal incomplétement ossifié. La tumeur osseuse que formait ce dernier déviait le tendon de l'extenseur commun des doigts, qui se porte au médius. Quand le poing était fermé, la tête du troisième os du métacarpe, au lieu de s'élever un peu au-dessus de la partie correspondante des os du même nom, se trouvait au-dessous; aussi le doigt médius était-il raccourci par le chevauchement des fragments, qui offraient encore une légère mobilité. (*Dictionn. de médecine*, 1re édit. en 21 vol., article *Fractures*, par M. J. Cloquet.)

Dans aucun de mes autres faits, il n'est question de tendon dévié par le cal; au contraire, dans trois d'entre eux (IX, XX et XXIII), il est dit catégoriquement que le tendon n'avait pas été dévié par le cal, qu'il glissait librement sur lui et sans s'y être imprimé un sillon. Après cette courte digression, je reprends mon sujet.

L'os du métacarpe, le plus prédisposé aux déplacements triples ou insolites de tout genre, quelle qu'ait été la cause de sa fracture, est le deuxième. Le cas de luxation en arrière du troisième os, par suite de l'explosion d'une mine, publié par M. J. Roux, présenta à l'autopsie, entre autres complications, une fracture oblique du deuxième métacarpien, avec déplacement (1). Sur mes six faits de fracture de cet os, cinq ont été suivis d'une difformité à laquelle on n'a pu remédier qu'une fois. Dans le fait VI, le deuxième os était fracturé; mais l'observateur qui l'a recueilli ne parle ni du déplacement ni des suites de la consolidation. Dans le fait XX, le déplacement n'est que vaguement spécifié, mais, après la consolidation, l'os avait conservé une courbure exagérée dont on a omis d'indiquer la direction.

XXVI. — Le 21 juin 1846, est entré à la salle Saint-Louis le nommé Anet Rehaist, âgé de trente ans, mécanicien, qui, ce matin même, a fait une chute sur la main gauche, les doigts fléchis. La main est devenue tout de suite enflée, et, à l'arrivée du malade, ce gonflement est si considérable qu'il masque la fracture; cependant, en faisant exécuter des mouvements de flexion aux doigts, on perçoit une crépitation très-distincte au niveau du deuxième métacarpien. (Cataplasmes froids.) — Le lendemain, on place dans la paume de la main un fort tampon qui appuie surtout au niveau du deuxième métacarpien. — Aujourd'hui 27, le gonflement a diminué, la face dorsale du métacarpe présente une

(1) *L'Union médicale*, 1848, p. 224.

ecchymose jaunâtre au niveau de l'articulation métacarpo-phalangienne de l'index, dont les mouvements sont gênés, douloureux. La fracture, qui siége à 1 centimètre $1/2$ au-dessus de la tête de l'os, est facile à reconnaître par la mobilité et la crépitation. L'extrémité du fragment inférieur est dirigée vers le deuxième espace interosseux, où elle fait une légère saillie, tandis que la tête du métacarpien est déprimée; l'extrémité du fragment supérieur fait une saillie assez notable en arrière et en dehors; la peau présente à ce niveau une petite plaie qui n'arrive pas jusqu'à l'os; cette saillie diminue par la pression. Quant au fragment inférieur, son déplacement du côte interne persiste, malgré les tractions exercées sur le doigt. (Application du nouvel appareil de M. Malgaigne.) — Le 28 juillet, on lève l'appareil. Saillie moins prononcée du fragment supérieur; l'extrémité du fragment inférieur est toujours déviée vers le deuxième espace interosseux. Les mouvements sont tous libres. (M. Lamaestre.)

XXVII. — Thibault, dix-huit ans, entré à l'hôpital de la Charité, le 14 juillet 1844, salle Sainte-Vierge, n° 31, service de M. Velpeau. — Le 9 juillet, ce jeune homme, dans une rixe, donna deux coups de poing sur le crâne de son adversaire; au second coup, un craquement violent se fit sentir dans sa main droite; le lendemain, cette main était gonflée, et présentait sur une partie du dos une tache bleue-violette. — Aujourd'hui, jour de son entrée, il ne reste plus de l'ecchymose qu'une teinte jaunâtre le long du deuxième métacarpien; cette coloration est plus marquée au-dessus du milieu de la longueur de l'os que dans les autres points et se perd sur les côtés; son maximum d'intensité correspond à la plus grande saillie que l'on observe dans le même trajet; pour peu qu'on presse sur ce point, on obtient une crépitation marquée, et on fait cesser l'angle à sinus antérieur que forment les fragments; si l'on cesse la pression, la saillie dorsale se reproduit. Cette exploration ne cause aucune douleur. — Le 16, on réduit la fracture. L'appareil suivant est appliqué : compresse graduée sur le deuxième espace interosseux et tampon de linge dans la paume de la main, bande sèche enveloppant la main depuis les phalangines exclusivement jusqu'au niveau du poignet, par-dessus bande enduite de dextrine. — Le 4 août, la consolidation est opérée, mais le fragment inférieur a continué à faire saillie sur le dos de la main. Le deuxième espace interosseux serait plus large que dans l'état normal, sans la présence du cal, car les fragments forment un angle obtus saillant en dehors. Une lame en carton est appliquée sur le dos du métacarpien, et maintenue par un bandage contentif et compressif. — Le malade sort le 9 août. (Recueilli par M. Gubler, communiqué par M. Jarjavay.)

XXVIII. — Un malade sorti d'un des premiers hôpitaux de la capitale, où il avait été traité d'après les principes généralement suivis pour une fracture du deuxième métacarpien, portait sur la face palmaire de la main une difformité très-considérable, résultant d'une vicieuse consolidation commençante des fragments, et telle que ce malheureux ouvrier n'aurait pu que très-difficilement reprendre son travail ordinaire; il se décida à consulter M. Lisfranc, qui le reçut dans son service de la Pitié, et employa sa méthode de pansement; son efficacité fut telle que, quinze ou vingt jours après, il en sortit exempt de toute difformité appréciable. Ce fait a été constaté par le grand nombre de personnes qui suivent la clinique chirurgicale de la Pitié. (*Gazette médicale*, 1832, p. 29.)

XXIX. — Dans l'atlas annexé à son *Traité des fractures*, M. Malgaigne a fait représenter un deuxième os du métacarpe, vicieusement consolidé. Il résulte de cette figure et de l'explication que M. Malgaigne en donne que la tête de l'os avait été entraînée en dedans vers celle du troisième métacarpien en même temps qu'en avant, et que l'angle formé par les deux fragment était surtout saillant en arrière, mais en même temps aussi un peu en dehors.

Cette disposition du deuxième os aux déplacements tient évidemment à ce qu'il n'est maintenu naturellement qu'à son côté interne. Il est probable que le cinquième, lorsqu'il est fracturé, présente quelque chose d'analogue. Je ne parle pas du premier qui, lui, est isolé, presque libre. Et, en effet, toutes les généralités qui se trouvent partout, sur l'appui que ces petits os se fournissent les uns aux autres, en se tenant lieu mutellement d'attelles, ne sont tout à fait applicables qu'au troisième et au quatrième.

Crépitation. Elle a été perçue dans toutes les observations relatées avec détails dans ce mémoire, excepté dans le fait XX, dont la fracture datait de trois semaines. Pour obtenir ce signe pathognomonique, on force l'extension et la flexion du doigt, tandis qu'on presse entre ses doigts la portion supérieure de l'os, ou bien on imprime au doigt des mouvements de torsion à droite et à gauche. On ne doit cependant pas se livrer sans précaution à ces pratiques, ni surtout les renouveler avec insistance, si la première tentative pour obtenir la crépitation était infructueuse; car on pourrait produire de nouvelles lésions dans les parties molles ou dans les os. En général, d'ailleurs, il est facile de s'assurer de l'existence de la fracture, au moyen de deux symptômes qui ne trompent guère : le déplacement et la mobilité.

DIAGNOSTIC. — On comprend que mon intention n'est pas de reprendre un à un tous les points de la séméïologie rationnelle et sensible, pour les appliquer au diagnostic des fractures du métacarpe. Seulement, il faut les connaître, et c'est faute de cette connaissance que tant de lésions de ce genre ont passé inaperçues. Si on pense à la possibilité d'une fracture, on la reconnaîtra toujours assez à temps pour prévenir une consolidation vicieuse. Dans plusieurs de mes faits, l'existence de la fracture ne fut constatée que plusieurs jours après l'accident, et aucun inconvénient ne s'ensuivit. Boyer, dans le fait XXXI, ne pouvant être guidé par le déplacement qui manquait ou n'était pas appréciable, soupçonna une fracture par suite de la vive douleur qu'éprouvait le malade lorsqu'il voulait fléchir le doigt; mais il ne put obtenir la mobilité et la crépitation que le dixième ou le douzième jour : la guérison n'en fut pas moins complète. Dans le doute, d'ailleurs, on doit agir provisoirement, comme si la fracture existait; quelques jours après on recherchera s'il y a ou non commencement de formation de cal.

Il est en général facile, en l'absence de tout renseignement, de déterminer quel est le genre de cause qui a produit la lésion. Ainsi, l'observation XXVII, et celle qui va suivre, bien qu'elles ne spécifient pas la cause, sont certainement relatives, la première à une fracture directe, et la seconde à une fracture indirecte.

XXX. — Le 23 novembre 1845, le nommé Pierre Bernard, matelassier, âgé de soixante-trois ans, étant ivre, s'est battu à coups de poing, et, dans la lutte, il est tombé. Comme il ne travailla pas ce jour-là, et qu'il ne sentit aucune douleur, il ne s'aperçut pas qu'il s'était fracturé l'un des os de la main droite. Mais, le lendemain, il éprouva, en travaillant, une vive douleur. L'augmentation de cette douleur et le gonflement qui survint l'empêchèrent de travailler pendant les deux jours suivants. Il entre à l'hôpital le 27 novembre. Il y a un peu de gonflement à la région dorsale et supérieure du quatrième métacarpien. En appuyant sur cette partie, on sent un angle saillant qui cède sous la pression, mais sans se déformer. La tête du métacarpien est au-dessus et en avant de la ligne qui passe par les têtes du troisième et du cinquième métacarpien; on peut la soulever en appuyant dans la paume de la main, et la faire descendre au niveau des autres, en exerçant une traction modérée sur le doigt annulaire; si, en même temps, on appuie sur le sommet de l'angle formé par les deux fragments, on le fait disparaître, et la fracture est réduite. M. Malgaigne place sous la tête du métacarpien, à la face palmaire, une compresse épaisse, contenue par une attelle longitudinale, afin de repousser cette tête en arrière, au delà du niveau des autres os, autant que possible; et à l'aide de compresses épaisses et d'une autre attelle à la face dorsale, on exerce sur l'angle des fragments une forte pression. Au bout de trois jours, une phlyctène, qui se forme sur le dos de la main, empêche de continuer la pression sur l'angle; on est réduit à relever la tête de l'os par une pelote placée dans la main et soutenue par une attelle. Le malade sort le 18 décembre. Les fragments ne sont plus mobiles l'un sur l'autre; la tête du métacarpien fracturé est d'un demi-centimètre au-dessus de la ligne qui joint les deux têtes des os voisins; mais elle est relevée à leur niveau dans le plan dorsal de la main; l'angle de la partie dorsale et supérieure de l'os existe toujours, bien que moins saillant; les mouvements de flexion et d'extension du doigt annulaire ont repris leur facilité, mais tout ce doigt est un peu remonté au-dessus de sa place ordinaire, par suite du raccourcissement du métacarpien. (M. Lamaestre.)

Les exemples d'erreurs de diagnostic ont toujours un certain degré d'utilité. M. Malgaigne rapporte qu'une fracture du premier métacarpien avait été prise par un interne inattentif pour une luxation.

Un jeune homme était tombé sur un trottoir, et sa main gauche, fermée sur un rouleau de papier qu'elle tenait, avait heurté une borne. Il se présenta à l'Hôtel-Dieu, où on constata une ecchymose linéaire, située vers la partie supérieure et dorsale du troisième métacarpien, et, au même endroit, un craquement simulant la crépitation. Plusieurs personnes crurent à une fracture du troisième métacarpien ; mais Blandin diagnostiqua un diastasis forcé ou luxation incomplète de cet os. Après la réduction, ce chirurgien appliqua deux attelles, et la guérison fut parfaite (1). Je ne puis m'empêcher de faire remarquer que, dans ce cas, la mensuration du métacarpien eût fait reconnaître la lésion, avec une certitude immédiate et mathématique.

Dupuytren racontait dans ses leçons cliniques le fait suivant : Un étudiant qui assistait à un feu d'artifice reçut sur la main une de ces baguettes qui contiennent les fusées ; un des os du métarcape fut cassé. La fracture ayant été méconnue par plusieurs chirurgiens, l'étudiant s'adressa à Dupuytren, qui constata son existence et obtint la guérison (2).

TRAITEMENT ET CONSOLIDATION DE LA FRACTURE.

Si la tuméfaction est trop considérable, on ne doit songer à poser un appareil que lorsqu'elle est en voie de décroissance. On applique, dans ce cas, sur la main des compresses imbibées d'eau blanche, d'alcool simple ou camphré, etc., ou mieux, on emploie l'eau froide pure en bains locaux et de toutes les autres façons. Il est à remarquer que dans aucune des observations que j'ai rassemblées, les émissions sanguines n'ont été jugées nécessaires.

Avant et pendant l'application de l'appareil, un aide doit maintenir le poignet, pendant qu'un autre pratique la réduction, en tirant en droite ligne sur le doigt que supporte le métacarpien fracturé.

Le choix d'un appareil est loin d'être aussi facile qu'on pourrait le supposer. A cet égard, comme sur beaucoup d'autres points du

---

(1) *Gazette des hôpitaux*, 1844, p. 652.

(2) *Dictionnaire des sciences médicales*, art. *Métacarpe*.

sujet que je traite, les auteurs ont des opinions diverses, souvent même diamétralement opposées les unes aux autres. Je n'aurai ici que peu de chose à dire des anciens, l'exposé de leurs moyens de traitement contre les fractures du métacarpe se trouvant déjà dans l'historique.

Hippocrate et Paul d'Égine se contentaient d'appliquer des compresses et des bandes. M. Nélaton a adopté ce mode de traitement, seulement il enduit ses bandes d'amidon ou de dextrine (1), tandis que c'était le cérat que les deux médecins grecs employaient de la même manière comme agglutinatif.

Albucasis n'avait pas de traitement exclusif; il variait la position et l'appareil selon le sens de la saillie.

Fabrice de Hilden maintenait, dans tous les cas, la main étendue. Au contraire, Ambroise Paré et Félix Wirzb n'admettaient que la position fléchie.

Les modernes se sont partagés presque tous entre ces deux doctrines. A. Cooper et Lonsdale se bornent à tenir les doigts fléchis sur une grosse pelote qui remplit la paume de la main, en les assujettisssant avec une bande, sans attelles. M. Velpeau emploie le même appareil, mais modifié : il y ajoute des compresses graduées sur le dos de la main et une palette palmaire; sa pelote est moins grosse et fléchit, par conséquent, moins les doigts; sa bande extérieure est enduite de dextrine (voir les faits VI, XXIII et XXVII). Mais c'est l'extension qui semble compter le plus de partisans.

Benjamin Bell, croyant obtenir ainsi la plus forte extension possible, fixait au moyen d'une bande une attelle palmaire allant du bout des doigts au pli du bras, et, pardessus ce bandage, il appliquait encore deux larges attelles allant du bout des doigts, l'une antérieurement jusqu'au pli du bras, l'autre postérieurement jus-

(1) *Éléments de pathologie chirurgicale*, par M. Nélaton, t. 1, p. 748.

qu'au coude (1) ; le tout, dans le but de maintenir un os de 5 ou 6 centimètres, placé au milieu de la main !

Delpech assujettissait la main sur une palette large, et les deux doigts voisins avec celui qni correspondait à la fracture (2). Chelius ajoute à cette palette une attelle de carton sur la face dorsale (3).

Boyer a décrit l'appareil dont il se servait, dans l'observation suivante :

XXXI. — Un armurier essayait des canons de fusil. Une baguette de fer, dont il se servait pour porter le feu sur la mèche, fut repoussée dans la paume de la main par le recul du canon à l'instant de l'explosion ; elle s'enfonça si avant qu'elle faisait saillie vers le dos de la main et soulevait les téguments de cette partie. La baguette fut retirée, la plaie fut pansée avec de la charpie, et des cataplasmes émollients furents appliqués sur toute la main. Vers le quatrième jour, le malade se plaignit de vives douleurs, lorsqu'il voulait fléchir le doigt annulaire ; j'examinai attentivement la partie ; mais ce ne fut guère qu'au dixième ou douzième jour, qu'en pressant sur l'extrémité inférieure du quatrième os du métacarpe, je m'aperçus, à la crépitation et à la mobilité des fragments, qu'il était fracturé. Sans doute que la baguette de fer avait employé la plus grande partie de son mouvement à produire cette fracture, et n'avait pu, à cause de cela, percer les téguments qui recouvrent le dos de la main. L'engorgement inflammatoire étant dissipé, et la petite plaie cicatrisée, cette fracture fut pansée comme une fracture simple. Je plaçai le long des parties antérieure et postérieure de l'os une petite compresse longuette, s'étendant aussi le long des parties correspondantes du doigt ; par-dessus je mis également deux attelles, l'une antérieurement, l'autre postérieurement, et suffisamment longues, pour s'étendre jusqu'à l'extrémité du doigt, et empêcher ainsi ses mouvements de flexion et d'extension ; le tout fut assujetti par des circulaires de bande, placés d'abord

---

(1) *Cours complet de chirurgie*, par B. Bell, traduction de Bosquillon, t. 6, p. 50 ; Paris, 1796.

(2) *Précis élémentaire des maladies réputées chirurgicales*, par J. Delpech, t. 1, p. 264 ; 1816.

(3) *Traité de chirurgie*, par M. J. Chelius, traduction par M. Pigné, t. 1, p. 226 ; 1835.

autour de la main, puis autour des trois derniers doigts, embrassant ainsi le médius et le petit doigt avec l'annulaire, afin qu'ils servissent d'attelles latérales à ce dernier. La douleur disparut entièrement après l'application de cet appareil, et la guérison fut complète au bout de six semaines. (*Traité des maladies chirurgicales*, par Boyer, 3e édit., t. 3, p. 236.)

A. Bérard avait adopté l'appareil de Boyer (1). M. Vidal (de Cassis) se sert des mêmes attelles et du même bandage ; mais, craignant la rétraction des muscles extenseurs, il ne fait pas descendre les attelles au delà de la première phalange qui seule est réunie aux premières phalanges des deux doigts voisins. De plus, il place un tampon en arrière sur la fracture, et un autre en avant sur la tête du métacarpien et son articulation phalangienne. M. Jarjavay laisse tous les doigts complétements libres dans toute leur étendue ; il retranche l'attelle dorsale et raccourcit encore l'attelle palmaire, de manière que, partant du poignet, elle ne dépasse pas inférieurement la racine du doigt ; il soulève la tête du métacarpien avec la base d'une compresse graduée, et appuie sur la saillie postérieure au moyen d'une autre compresse(voir les faits I, VII, IX, XX et XXIV).

M. Sabatien est le seul, jusqu'à présent, qui ait traité par l'extension permanente une fracture du métacarpe ; ou plutôt ce médecin est le premier qui ait employé ce mode de traitement d'une manière rigoureuse et avec l'intention préméditée de rendre à l'os sa longueur naturelle.

XXXII. — Un homme d'une petite stature, en s'élançant trop rapidement sur son cheval, le franchit et tomba. Dans cette chute, la main droite porta sur le sol et soutint tout le poids du corps. Cet homme ne se plaignit que d'une douleur assez forte au poignet droit. M. le Dr Sabatien, appelé le troisième jour après l'accident, constata les phénomènes suivants : main droite un peu gonflée, douloureuse à la pression, mouvements d'extension et de flexion des doigts, très-pénibles. Aucune ecchymose, aucune trace de contusion. La pression est plus

(1) *Dictionnaire de médecine* en 30 vol, art. *Main*, par A. Bérard.

douloureuse au niveau du troisième métacarpien. Doigt médius raccourci d'un demi-pouce au moins; par les mouvements qu'on lui communique, la crépitation est appréciable à l'oreille et au toucher; elle correspond au milieu du troisième métacarpien; on peut faire saillir les fragments sur le dos de la main. (Cataplasmes émollients, bains d'eau de guimauve et repos.) Après quelques jours de ce traitement, le gonflement inflammatoire étant diminué, M. Sabatien réduisit la fracture et appliqua un appareil qu'il décrit ainsi : Après avoir mis de la charpie fine entre l'annulaire et le médius qui étaient toujours tenus dans l'extension, nous les joignîmes ensemble par une bandelette de diachylon, avec laquelle nous fîmes des circulaires obliques, de telle sorte que la force d'extension prît son point d'appui sur le doigt annulaire; puis, avec une bande très-étroite, nous jetâmes encore quelques circulaires dans le même sens que les premiers, et d'autres qui, passant sur l'annulaire, venaient se rendre sur le poignet. Nous appliquâmes la main sur une attelle matelassée, nous plaçâmes en dessous deux compresses graduées, dans les deuxième et troisième intervalles métacarpiens, et, unissant alors l'index aux deux autres doigts, nous maintînmes le tout par un bandage roulé. Le troisième jour, les douleurs que le malade éprouvait forcèrent à lever l'appareil. Il n'y avait pas de raccourcissement du doigt. Le même bandage fut réappliqué, après qu'on eut séparé les doigts avec de la charpie, pour diminuer les inconvénients de la pression qu'ils exerçaient les uns sur les autres. M. Sabatien termine ainsi son observation : Un mois après la réduction, nous levâmes l'appareil. Nous trouvâmes la fracture bien consolidée, le cal se faisant sentir sous la peau, mais sans difformité; le médius était raccourci de 3 lignes environ; il ne restait plus qu'une grande roideur dans les articulations des trois doigts qui étaient restés constamment dans l'extension. Ce jeune homme nous quitta. Depuis, il nous a rapporté qu'on lui avait conseillé des douches qui avaient eu un grand succès. Maintenant, il a parfaitement recouvré l'usage de son doigt, malgré le raccourcissement mentionné. Seulement le blessé se plaint de ce que le doigt annulaire lui cause parfois quelques faibles douleurs. Le cal se fait encore légèrement sentir sous la peau (*Journal complémentaire des sciences médicales*, t. 42, p. 188.)

Enfin. Lisfranc et M. Malgaigne ont imaginé des appareils qui s'attaquent d'une manière plus directe et plus puissante à l'angle formé par la fracture.

Lisfranc s'est surtout préoccupé de l'inégalité du diamètre antéropostérieur de la main, qui fait que le bandage roulé presse beaucoup plus sur le premier que sur l'autre. Afin de mieux répartir la pression, il avait d'abord imaginé une sorte d'étau dont les branches, appliquées en travers à la face dorsale et à la face palmaire, auraient été serrées à l'aide d'une vis. Puis, rejetant ce moyen trop compliqué, il s'est arrêté à placer sur chacun des espaces interosseux correspondant à l'os malade des compresses graduées et des attelles, non-seulement à la face dorsale, mais à la face palmaire, de manière à accroître tellement l'épaisseur de la main que la pression du bandage s'exerce plus sur la paume et sur le dos que sur les bords (1).

« Il peut être utile sans doute, dit M. Malgaigne, d'éviter une pression latérale trop forte, quand on a affaire à une fracture du deuxième ou du cinquième os; mais l'indication n'existe plus pour les os intermédiaires, suffisamment protégés par leur position même, et dans tous les cas, une simple attelle en carton ou en bois, de la largeur de la main, obvierait à tout péril de ce genre. L'appareil semble remplir une autre indication, savoir, de comprimer plus sûrement la saillie des fragments en avant ou en arrière; mais la pression, étant égale dans les deux sens, se trouve ainsi annulée dans ses résultats. Et d'ailleurs, ce n'est pas assez de presser sur l'angle des deux fragments pour les faire disparaître, il faut soutenir et repousser en sens contraire la tête de l'os, qui, sans cela, obéirait à la pression exercée sur l'angle, sans que l'angle même fût effacé. Pour remplir cette indication, j'avais d'abord mis sur la tête du métacarpien, à la face palmaire, une compresse épaisse soutenue par une attelle longitudinale, afin de repousser cette tête en arrière, au delà du niveau des autres os, autant que possible; et, à l'aide de compresses épaisses et d'une autre attelle à la face dorsale, j'exerçais sur l'angle des fragments une pression énergique. Je suis bien parvenu ainsi à diminuer un peu la saillie, mais non à l'effacer tout à fait, bien que la pression de l'attelle

(1) *Gazette médicale*, 1832, p. 29, et *Clinique chirurgicale de la Pitié*, t. I, p. 111.

postérieure ait été une fois jusqu'à excorier les téguments (voir le fait XXX). J'ai donc modifié l'appareil en pressant sur les compresses à l'aide de deux larges attelles placées en travers, l'une sur le dos de la main, l'autre à la paume, et fortement rapprochées avec des bandelettes de diachylon. Ce nouvel appareil m'a déjà donné les résultats les plus satisfaisants. » (Voir les faits XXIV, XXVI, XXXV et XXXVI).

Il me reste maintenant à remplir un rôle auquel je n'ai nul droit, je l'avoue, et que je remplirai toutefois, mais en me référant, pour ma justification, à ce que j'ai dit dans l'avant-propos de ce travail : ce rôle est celui d'appréciateur des appareils que je viens de passer en revue.

J'élimine d'abord le traitement de B. Bell, traitement digne des épithètes que Fabrice de Hilden adressait à celui de Félix Wirzh. En outre, tous les appareils des anciens ayant été imités par les modernes, je ne mettrai que ces derniers en cause.

Les bandes et les compresses de M. Nélaton sont tout à fait suffisantes, lorsqu'il n'y a pas ou presque pas de déplacement.

La pelote d'A. Cooper et de Lonsdale n'emploierait utilement son peu d'action que si la saillie des fragments avait lieu du côté de la paume de la main, genre de déplacement qui est une exception bien rare; elle agit en sens opposé du but qu'on veut atteindre, lorsque la saillie est postérieure, ce qui se présente le plus souvent; elle tient en pure perte les doigts dans une immobilité continue. De plus, l'état permanent de flexion des doigts, quoique plus facile à supporter, a fréquemment, comme l'expérience me l'a démontré, des conséquences plus fâcheuses et surtout plus durables, que l'extension. Le traitement de M. Velpeau n'a pas les désavantages du précédent; il réussit dans les cas ordinaires, mais n'a pas assez de force contre les déplacements très-prononcés.

Les attelles transversales de M. Malgaigne se sont montrées parfaites dans les solutions de continuité du quart inférieur, mais faibles dans une fracture du deuxième os.

L'appareil de M. Jarjavay a eu des résultats très-avantageux. Il n'a été opposé, il est vrai, qu'à des fractures ordinaires, excepté dans un fait où il s'agissait du deuxième métacarpien, et, dans ce cas, la consolidation a été vicieuse.

Mais, il ne faut pas se le dissimuler, l'effacement de l'angle, comme le fait remarquer M. Malgaigne, ne remédie qu'en partie à la difformité, et laisse subsister le chevauchement. Le traitement qui paraît le plus propre à lutter contre ce chevauchement est l'extension permanente. Si, entre les mains de M. Sabatien, elle n'a pu rendre tout à fait à l'os sa longueur naturelle, et si elle a été suivie d'une roideur aussi considérable des articulations, c'est que ce praticien l'a employée pendant un temps trop prolongé, et que ses bandes et bandelettes, obliquement placées, ont dû éprouver un allongement irrégulier et un glissement sensible. Je suis convaincu qu'avec des bandelettes appliquées transversalement et une extension d'une durée plus courte, le résultat eût été plus complet et moins chèrement acheté.

Le traitement de Boyer doit avoir, dans les circonstances les plus communes, de très-bons effets, non parce qu'en le mettant à exécution, on fournit deux attelles au doigt porté par le métacarpien malade, car ce doigt n'en a pas besoin, mais parce qu'en le réunissant à ses deux voisins, on pratique un certain degré d'extension forcée et continue qui tend à rendre à l'os lésé sa longueur normale. Malheureusement ces bons effets sont achetés toujours par une position gênante et une raideur articulaire plus ou moins prononcée, et quelquefois, si l'extension est pratiquée aveuglément, par des douleurs intolérables et des accidents plus graves encore. Mais, dans des mains telles que celles de Boyer et d'A. Bérard, les avantages de cette méthode l'emportaient certainement sur ses inconvénients. Les remarques précédentes s'appliquent aussi, plus ou moins complétement, aux moyens employés par Delpech et M. Vidal (de Cassis).

L'extension permanente ne peut avoir d'action que sur le fragment inférieur; elle ne convient donc plus, si la déformation dépend en tout ou en partie d'un changement de place opéré par le fragment supérieur; elle est donc insuffisante ou nuisible dans les fractures quelconques du deuxième et du cinquième métacarpien et dans celles du quart inférieur des troisième et quatrième os.

Aucun des appareils précédents ne peut lutter favorablement contre les fractures du deuxième et probablement du cinquième os, la théorie et les faits le prouvent Le seul traitement qui convienne dans ces cas est celui de Lisfranc, car il est le seul qui permette d'établir méthodiquement une pression latérale et de la combiner, sans perte de puissance, avec la pression antéro-postérieure (voir le fait XXVIII).

Je me résume en peu de mots sur l'appareil, à mon avis, le plus convenable dans les différentes déformations : Fractures du quart inférieur des troisième et quatrième métacarpiens : attelles transversales de M. Malgaine. Fractures au-dessus de ce point des mêmes os; si le déplacement est modéré : appareil de M. Jarjavay; s'il est plus marqué: attelles de M. Malgaigne. Comme ces deux traitements ont le grand avantage de laisser les doigts libres, ils permettent de s'assurer de l'état du doigt articulé avec l'os atteint de fracture. Si on s'apercevait d'un changement dans la longueur ou dans la direction de ce doigt, je pense qu'il faudrait combiner l'extension avec l'action de l'appareil laissé en place ou resserré. Suivant la tolérance du malade et les circonstances, cette extension serait opérée, soit sans interruption, soit d'une manière intermittente, au moyen de bandelettes de diachylon appliquées transversalement; ces bandelettes réuniraient au doigt du métacarpien lésé les doigts voisins ou l'un des deux, et même tantôt l'un, tantôt l'autre, dans toute leur étendue ou dans une partie de leur étendue. Je crois que par ce moyen, aussi longtemps que le cal n'aurait pas perdu sa flexibilité, on pourrait espérer de rendre à l'os sa forme et sa direction normales et que l'extension opérée ainsi n'aurait que bien peu des conséquences fâcheuses qu'on lui reproche généralement. Fractures quelles qu'elles soient des deuxième et cinquième os : appareil de Lisfranc plus ou moins simplifié, laissant les doigts libres, et à l'effet duquel on pourrait ajouter celui de l'extension, si la déformation dépendait surtout du fragment inférieur. Quant au premier métacarpien, je n'ai rien de particulier à en dire ; il est assez détaché du métacarpe pour être, dans ses fractures, jusqu'à un certain point, traité comme une phalange.

Quoique les indications que fournissent la position de l'os et sa déformation, quoique l'application d'un appareil approprié et la surveillance de son action, semblent devoir rassurer le chirurgien sur les suites de ces fractures, il doit cependant porter à leur sujet un pronostic très-réservé ; la santé du malade, son indocilité, des circonstances insolites de la solution de continuité, peuvent amener des difficultés et des conséquences imprévues.

Un léger raccourcissement du doigt ne nuit pas d'une manière sensible à ses mouvements ; mais une déviation du doigt peut compromettre gravement ses fonctions et même celles de toute la main. J'ai vu au musée Dupuytren un métacarpien dont les deux fragment sont réunis sous un angle tellement prononcé que la main qui le portait devait être presque annulée. Un cal volumineux est une source continuelle de gêne et de douleur, par suite de la compression qu'il fait éprouver aux parties environnantes et de l'agression dont il est l'objet de la part des corps extérieurs ; s'il est situé vers la paume de la main, il peut rendre impossible l'exercice de certaines professions. Je ne parle pas des inconvénients de ces déviations et de ces tumeurs, sous le rapport des formes, bien qu'ils méritent d'être pris en plus grande considération que les inconvénients, au même point de vue, d'une consolidation irrégulière de la clavicule.

Cependant la plupart des faits contenus dans ce mémoire se sont terminés d'une manière satisfaisante, et aucun d'eux n'offre d'exemple de cal assez vicieux pour avoir eu des conséquences graves.

XXXIII. — Dans l'atlas annexé à son *Traité des fractures*, M. Malgaigne a fait représenter un troisième os du métacarpe dont la fracture, quoique très-oblique, est consolidée avec un déplacement à peine sensible.

En général, les fractures du métacarpe se réunissent en vingt ou trente jours; quelquefois, en dehors des causes générales et connues de retard dans la consolidation et sans qu'on puisse en découvrir le motif, elles mettent beaucoup plus de temps à se réunir.

***

XXXIV. — Un élève en chirurgie, en descendant les escaliers de l'Hôtel-Dieu, tomba et porta en avant la main droite fermée; dans cet état de la main, l'extrémité inférieure du troisième métacarpien fait saillie; l'élève tomba sur cette extrémité, et l'os fut fracturé à sa partie moyenne. Comme les fragments faisaient saillie sur le dos de la main, on fut obligé de les repousser et de les maintenir à l'aide de compresses graduées. Quoique l'élève eût en apparence une bonne constitution, la consolidation se fit longtemps attendre. (*Dictionnaire des sciences médicales*, art. *Métacarpe*.)

Dans les faits de ce mémoire, le temps de la consolidation a varié de dix-huit à quarante jours; mais dans la majorité d'entre eux il a été de trente jours environ.

Contre la raideur articulaire qui succède à tous les traitements, l'exercice est le grand remède. Il y a moins à craindre pour les doigts que pour le reste du membre supérieur la répugnance à vaincre l'appréhension de la douleur et l'habitude de l'immobilité; les malades éprouvent vite le désir et le besoin de se servir de leurs doigts, car les mouvements du bras et ceux de l'avant-bras sont libres, et il leur est très-facile d'exercer les jointures roides, avec leur main saine.

Fracture du col et disjonction épiphysaire.

Albucasis, comme on l'a vu dans l'historique, distingue deux cas différents, l'un dans lequel la saillie a lieu vers le dos de la main, l'autre dans lequel la fracture, située vers la partie inférieure du métacarpe, proémine du côté de la paume, proéminence qu'il prescrit de repousser au moyen d'une boule de linge. Cette dernière lésion ne serait-elle pas la même que celle qu'A. Cooper appelait fracture de la tête et traitait d'après la méthode d'Albucasis, et à laquelle M. Malgaigne a donné la dénomination plus exacte de *fracture du col?* Je serais d'autant plus disposé à le croire que l'enfoncement des fragments proprement dits vers la face palmaire est plus exceptionnel et que ce n'est plus ce genre de déplacement qui se produit dans les fractures de la partie inférieure des os du métacarpe. Si cette conjecture est fondée, la saillie dont parle l'auteur arabe avec un peu trop de concision aurait été formée par la tête du métacarpien et non par les extrémités de la fracture.

A. Cooper n'a consacré que quelques mots à ce sujet : « Quelquefois les os métacarpiens sont fracturés à leur extrémité digitale appelée leur tête ; le fragment inférieur s'affaisse vers la paume de la main et donne lieu aux apparences d'une luxation du doigt. Pour opérer la réduction et la consolidation de cette fracture, il faut placer dans la paume de la main une boule assez volumineuse et l'y maintenir à l'aide d'une bande » (1).

Les fractures voisines de la tête, ou, pour me servir de l'expression de M. Malgaigne, occupant le col fictif de l'os, offrent un déplacement caractéristique : la tête du métacarpien et la phalange correspondante sont déprimées et dirigées en avant, le fragment supérieur seul proémine vers le dos de la main, où il fait une forte saillie, ce qui est le contraire de ce qui se passe pour les fractures situées plus haut.

XXXV. — Le 18 juin 1846, se présente à la consultation de l'hôpital Saint-Louis le nommé Julien Wéber, âgé de quarante ans, journalier, qui, quelques heures auparavant, s'est blessé. Il avait la main droite appuyée sur le sol par la

---

(1) *OEuvres chirurgicales de sir Astley Cooper,* trad. de MM. Chassaignac et Richelot, p. 185, 1837.

face palmaire lorsqu'un gros morceau de fer est tombé sur la face dorsale. On constate un léger gonflement et deux petites plaies superficielles, transversales, et répondant aux troisième et quatrième métacarpiens, près de leur tête. Le doigt annulaire est déformé; l'extrémité supérieure de la première phalange est inclinée vers la paume de la main, entraînant avec elle la tête du métacarpien correspondant, qui est fracturé; la crépitation est parfaitement sentie; le fragment supérieur fait à la face dorsale de la main une forte saillie qui s'efface en appuyant sur elle; ce déplacement de la phalange et de la tête du métacarpien en avant disparaît en pressant sur elles par la face palmaire. — Le lendemain, l'appareil suivant est appliqué: une petite bande roulée, assez molle, est placée dans la paume de la main, au niveau de la saillie qu'y forme la tête du métacarpien; elle a pour effet de la repousser en arrière; on la maintient en place avec une attelle disposée en travers; à la face postérieure et au niveau du fragment supérieur, on applique également une attelle transversale munie d'une compresse assez épaisse; ces deux attelles sont tenues fortement rapprochées à l'aide de bandelettes de diachylon. — Le 30, le tampon placé dans la paume de la main pour repousser en arrière le fragment inférieur n'est pas assez gros; on fait ce tampon plus fort. — Le 8 juillet, on ôte l'appareil: le résultat est très-beau; la tête du métacarpien est sur le même plan que les autres; aucune saillie des fragments; la mobilité existe encore un peu. On remet l'appareil. — Le 16, la main est laissée libre; on commence à faire exécuter des mouvements de flexion aux articulations, afin de diminuer la roideur, qui est considérable dans l'articulation métacarpo-phalangienne, au niveau de laquelle on sent, à la face palmaire, une petite tumeur dure formée par le cal. — Le 28, le malade sort. Le doigt se fléchit assez bien dans son articulation métacarpienne; on fait également exécuter aux phalanges et aux doigts des mouvements d'extension; la consolidation est parfaite. (M. Lamaestre.)

L'observation suivante est encore un exemple de fracture du col, mais par cause indirecte et coexistant avec une seconde fracture siégeant sur le même os, et, chose peu commune, tout près de son extrémité carpienne, en sorte que le corps de ce métacarpien était séparé des extrémités articulaires par deux solutions de continuité. Malgré ces différences, le déplacement du fragment inférieur n'a point été modifié, mais il y a eu chevauchement, absence, à l'état de repos, de proéminence en arrière, et c'est le fragment moyen qui faisait saillie en ce sens par son bout supérieur lorsqu'on appuyait sur son autre bout. L'ecchymose qui, dans ce cas, occupait tout le creux de la main, prouve aussi, d'une manière irréfragable, selon moi, qu'un violent déplacement du côté palmaire avait eu lieu au moment de l'accident, déplacement opéré par l'extrémité inférieure du fragment moyen. Le chevauchement insolite était la trace laissée par ce déplacement, qu'on pouvait du reste artificiellement reproduire.

XXXVI. — Veyzin, âgé de quarante-cinq ans, ferblantier, est entré, le 8 septembre 1846, à la salle Saint-Louis. Il y a dix jours, il est tombé dans une cave sur la main gauche, il a éprouvé aussitôt une vive douleur, la main s'est tuméfiée, et il a été dans l'impossibilité de s'en servir. Le malade, après avoir employé les cataplasmes sans résultat satisfaisant, s'est décidé à entrer à l'hôpital. Le gonflement a diminué, mais il persiste particulièrement sur toute la longueur de la partie dorsale du troisième métacarpien, et s'étend dans les deux espaces interosseux voisins. La peau présente, au niveau des articulations métacarpo-phalangiennes, une ecchymose jaunâtre qui se prolonge principalement sur la phalange du médius. La tête du métacarpien n'est plus au même niveau que les autres, elle est déprimée vers la paume de la main, mais de plus elle est remontée; de sorte que, dans la flexion des doigts, la tête du troisième métacarpien, qui normalement dépasse les autres, est moins saillante; ce métacarpien est raccourci d'environ 4 à 5 millimètres. En faisant exécuter au doigt médius des mouvements de torsion, on aperçoit de la crépitation un peu au-dessus de la tête de l'os; en suivant à l'œil et au doigt la face dorsale de ce métacarpien, on ne trouve pas d'angle formé par les fragments, du moins dans sa moitié inférieure; la douleur augmente par la pression à mesure que l'on s'approche de l'extrémité carpienne de l'os, à 1 centimètre au-dessous de laquelle la douleur est à son maximum, et l'on sent là, en faisant plier le métacarpien, une crépitation distincte, et, de plus, une saillie qui devient plus forte par la flexion. L'os présente par conséquent deux fractures; cette saillie est formée par l'extrémité supérieure du fragment moyen; en appuyant sur elle, elle s'affaisse et disparaît pendant que son extrémité inférieure se soulève, et *vice versâ*; en déprimant celle-ci, l'autre extrémité apparaît; une ecchymose bleuâtre occupe tout le creux de la main; le médius est raccourci de 2 lignes et se trouve de niveau avec l'annulaire. (Application du nouvel appareil de M. Malgaigne, avec le soin de ne poser le tampon destiné à relever la tête du métacarpien que juste au-dessous de cette tête, pour que sa puissance ne se trouvât pas répartie.) — Le malade sort le 12; on ne l'a pas revu. (Lamaestre.)

On peut prendre la fracture du col pour une luxation, M. Malgaigne relate même un exemple d'erreur de ce genre, mais un peu d'attention fera toujours éviter une semblable méprise. Dans la luxation, la crépitation manque, c'est la tête du métacarpien qui fait saillie, et ses rapports avec les os voisins n'ont pas changé; dans la fracture, il y a crépitation en général, et la saillie est à un niveau supérieur à l'endroit que devrait occuper la tête du métacarpien, ce qui laisse une dépression très-marquée entre les têtes des deux os voisins.

Un appareil propre à ces fractures doit remplir deux conditions essentielles : 1° relever la tête du métacarpien, 2° abaisser le fragment supérieur. Le nouvel appareil de M. Malgaigne satisfait pleinement aux exigences de ces deux conditions; celui d'A. Cooper satisfait mal à la première et agit en sens opposé de la seconde.

Il est probable que cette lésion du col est, sur les jeunes sujets, une disjonction épiphysaire, dit M. Malgaigne, qui en a observé le cas suivant, dans lequel, à part, bien entendu, la crépitation, on va retrouver tous les symptômes propres à la fracture.

XXXVII. — Le 4 avril 1839, est entrée à l'hôpital de la Charité, pour une chlorose, la nommée Émilie Halpruun, âgée de vingt-deux ans, d'un tempérament mou, éminemment lymphatique. Agée de neuf ans, elle fit sur la main gauche une chute qui donna lieu à une fracture du quatrième métacarpien, qui resta méconnue. Cette fracture, ou plutôt ce décollement épiphysaire de la tête du métacarpien, donna naissance à une fausse articulation. Aujourd'hui la tête du quatrième métacarpien, déformée, mobile, paraît offrir une surface concave du côté de l'os. Quand la malade fléchit les doigts, cette tête s'enfonce vers la paume de la main; le fragment supérieur fait une forte saillie en arrière; et cette saillie est si forte, que le tendon extenseur glisse alors en dehors de l'os du côté du doigt médius. Dans l'extension, cette saillie diminue, sans disparaître en entier, et alors on sent à la face palmaire, vis-à-vis la tête de l'os, le tendon fléchisseur épaissi, élargi, et paraissant contenir un noyau cartilagineux ou osseux. Du reste, tous les mouvements paraissent avoir leur étendue et leur liberté accoutumées. Dans la flexion, la première phalange entraîne en avant la tête du métacarpien, et permet de constater la fausse articulation.

Non-seulement, dans les recherches que j'ai faites, je n'ai point trouvé de cas analogue à celui qui précède, mais même je n'ai pas rencontré une seule observation de fracture simple du métacarpe ayant pour sujet un enfant. Il serait donc imprudent d'essayer d'établir des généralités sur un fait aussi exceptionnel pour son siége que par sa nature. Tout ce qu'on peut dire de ce cas isolé, c'est que la fille Halprunn, qui, à l'âge de vingt-deux ans, était chlorotique et d'un tempérament évidemment lymphatique, devait être atteinte de rachitisme, lorsque la lésion a eu lieu. Dans cette hypothèse, l'augmentation de volume et l'altération du cartilage épiphysaire, décrites par M. Broca, dans ses études sur les os rachitiques, rendraient ce décollement assez facile à comprendre ; tandis qu'en admettant l'état normal, c'est-à-dire une lamelle cartilagineuse adhérant intimement en haut à la diaphyse, et en bas à la tête, ou plutôt à une petite coque osseuse, cette disjonction deviendrait invraisemblable.

Statistique générale.

M. Malgaigne, ayant compulsé les registres de l'Hôtel-Dieu pour un espace de onze années (de 1806 à 1808, et de 1830 à 1837), a ainsi obtenu un total général de 2,377 fractures d'u seul os ou de plusieurs os parallèles. Sur ce nombre, il n'y avait que 16 fractures des os métacarpiens.

J'ai appartenu, pendant quinze ans, à un service où les fractures n'étaient pas rares, et où les blessures de toute espèce de la main étaient fréquentes. Dans cet espace de temps, je n'ai vu qu'une fracture simple de métacarpien et une fracture par arrachement d'un os de la même région.

Ces fractures sont donc peu communes, bien que le hasard fournisse quelquefois l'occasion d'en observer plusieurs en peu de temps, comme il est arrivé à MM. Malgaigne et Jarjavay.

De tous les faits mentionnés dans ce travail, quatre seulement se sont présentés sur le sexe féminin; mais les luxations des métacarpiens semblent être bien plus exclusives, sous ce rapport, que les fractures, puisque les douze que M. Malgaigne est parvenu à rassembler ont toutes eu lieu chez des hommes.

Des accidents qui ont amené les cas de solution de continuité du métacarp [cités ici, deux seulement ont eu lieu en hiver, le quart seul a porté son action sur la main gauche, et tous ont été éprouvés par des adultes, à l'exception de cinq individus, trois hommes de 62, 63 et 70 ans, une femme de 50 ans, et la fille qui, à l'âge de 5 ans, avait probablement eu un décollement épiphysaire.

Les cinq métacarpiens sont-ils également exposés aux fractures? Les auteurs répondent d'une manière variée à cette question.

Boyer, l'auteur de l'article *Métacarpe*, dans le *Dictionnaire des sciences médicales*, et M. Vidal (de Cassis), disent que le cinquième est plus souvent fracturé que les autres, et que le premier se briserait plus souvent encore, s'il n'éludait l'action des causes par sa grande mobilité. A. Bérard pense de même, relativement au cinquième; mais il ajoute, pour le premier, que, vu son épaisseur et sa mobilité, il est celui qui se fracture le plus difficilement.

Suivant J. Delpech, Chelius et M. Nélaton, celui de tous les os du métacarpe dont on observe le plus souvent la fracture isolée est aussi le cinquième.

Samuel Cooper a écrit que le premier et le cinquième sont plus fréquemment cassés que les trois autres (1).

---

(1) *Dictionn. de chirurg. pratique*, par Samuel Cooper, traduction française, 1826, p. 516.

M. Malgaigne, à cause du petit nombre des faits, ne se prononce pas à cet égard; seulement il fait remarquer que les causes indirectes semblent exercer leur action de préférence sur le troisième métacarpien, dont la longueur dépasse celle des autres. Il note aussi qu'il a vu trois fractures indirectes portant sur le quatrième métacarpien.

M. Lamaestre avance que, dans la cause indirecte la plus ordinaire, une chute sur le poing, c'est le plus souvent le quatrième os qui se brise, tandis que, d'après la théorie, ce devrait être le troisième. Il conclut aussi de ses faits, que le premier et le cinquième métacarpien sont moins exposés que les autres à ce genre de lésion.

M. Jarjavay a émis sur cette question, au chapitre déjà cité de son Anatomie, les réflexions suivantes, que j'analyse : le premier os, court, gros et mobile, plus que les autres, fuit sous l'action des chocs et est moins exposé aux fractures; le triosième, étant le plus long, supporte le premier la résistance du sol dans une chute sur la main fermée. Comme le quatrième ne peut être que beaucoup moins porté vers l'axe de la main que le cinquième, c'est lui qui se rompt le plus tôt dans les chutes sur l'extrémité inférieure et interne du métacarpe. La position des deuxième et cinquième os les expose à l'action directe des corps contondants.

On voit que le raisonnement et la théorie ne pourraient être désormais d'aucune aide pour la solution de ce petit problème, puisque chaque os du métacarpe, à l'exception du deuxième, a trouvé un ou plusieurs partisans de la plus grande fréquence de sa fracture. Je laisserai donc aux chiffres le soin, sinon de trancher la question d'une façon définitive, du moins d'y jeter un peu de jour.

J'ai dressé le tableau qui suivra, exclusivement au moyen des faits q i se trouvent dans ce mémoire à l'état d'observation ou de mention plus ou moins détaillée.

Les faits relevés par M. Malgaigne, à l'Hôtel-Dieu, ne m'ont pas paru propres à cet usage. D'abord 6 sur 16 ne portent pas la désignation du métacarpien lésé, ce qui leur ôte toute valeur compara tive ; ensuite plusieurs d'entre eux font partie de ceux dont je me suis servi, sans qu'il me soit possible, en l'absence des détails nécessaires, de savoir quels ils sont, et, en les faisant figurer dans ce tableau, je me serais exposé à quelques doubles emplois. Voici, toutefois, ce que dit M. Malgaigne de ceux qui étaient pourvus d'une désignations précise : « De ces 10 fractures, 9 étaient simples, et 1 affectait le deuxième et le troisième os à la fois. Sur les 9 simples, le premier métacarpien en comptait 5 pour sa part ; le deuxième, 2; le troisième, 1 ; et le cinquième aussi seulement 1. »

Le total général de ce tableau est de 42, et ce nombre se répartit ainsi entre les cinq métacarpiens :

Premier.	3
Deuxième. . . .	7
Troisième. . . .	15
Quatrième . . .	15
Cinquième . . .	2
	42

A l'égard du premier os, il est juste de tenir quelque compte des cinq fractures dont il est atteint dans les faits de l'Hôtel-Dieu; car aucune de ces cinq ne fait certainement partie des miennes.

En défalquant du total 42 les 3 fractures dont la cause est inconnue, il en reste 39, dont 23 par cause indirecte et 16 par cause directe.

Les 23 par cause indirecte se divisent de la façon suivante :

Premier.	2
Deuxième. . . .	2
Troisième. . . .	10
Quatrième . . .	9
Cinquième . . .	0
	23

Voici comment les cinq os se partagent les 16 fractures par cause directe :

Premier. . . .	1
Deuxième. . . .	3
Troisième. . . .	4
Quatrième . . .	6
Cinquième . . .	2
	16

Conclusions. — Le premier métacarpien, présenté en général comme fuyant les causes ou leur résistant, est fracturé quelquefois et peut même l'être par cause indirecte.

Le cinquième, considéré par la majeure partie des auteurs comme étant de tous celui qui se brise le plus souvent, n'est au contraire presque jamais fracturé.

La fracture du deuxième par cause directe ou indirecte n'est pas très-rare.

Des cinq métacarpiens, ceux dont la fracture est incontestablement la plus fréquente sont le troisième et le quatrième os, puisque; abstraction faite des causes, 30 fractures leur appartiennent à part égale sur 42; par cause indirecte, 19 leur appartiennent sur 23; et par cause directe, 10 leur appartiennent sur 16.

Os métacarpien fracturé.

NUMÉRO du FAIT.	PREMIER.			DEUXIÈME.			TROISIÈME.			QUATRIÈME.			CINQUIÈME.		
	par cause														
	Indirecte.	Directe.	Inconnue.	Indirecte.	directe.	Inconnue.	Indirecte.	Directe.	Inconnue.	Indirecte.	Directe.	Inconnue.	Indirecte.	Directe.	Inconnue.
I	»	»	»	»	»	»	»	1	»	»	»	»	»	»	»
II	»	»	»	»	1	»	»	1	»	»	»	»	»	»	»
III	»	»	»	»	»	»	»	1	»	»	1	»	»	»	»
IV	»	»	»	»	»	»	»	»	»	»	1	»	»	1	»
V	»	»	»	»	»	»	»	»	»	»	»	»	»	1	»
VI	»	»	»	»	1	»	»	1	»	»	1	»	»	»	»
VII	»	»	»	»	»	»	»	»	»	1	»	»	»	»	»
VIII	»	»	»	»	»	»	1	»	»	»	»	»	»	»	»
IX	»	»	»	»	»	»	»	»	»	1	»	»	»	»	»
X	1	»	»	»	»	»	»	»	»	»	»	»	»	»	»
XI	»	»	»	»	»	»	»	»	»	1	»	»	»	»	»
XII	»	»	»	»	»	»	1	»	»	»	»	»	»	»	»
XIII	»	»	»	»	»	»	1	»	»	»	»	»	»	»	»
XIV	»	»	»	»	»	»	»	»	»	1	»	»	»	»	»
XV	»	»	»	»	»	»	1	»	»	»	»	»	»	»	»
XVI	»	»	»	»	»	»	»	»	»	1	»	»	»	»	»
XVII	»	»	»	»	»	»	1	»	»	»	»	»	»	»	»
XVIII	»	»	»	»	»	»	1	»	»	»	»	»	»	»	»
XIX	1	»	»	»	»	»	»	»	»	»	»	»	»	»	»
XX	»	»	»	1	»	»	»	»	»	»	»	»	»	»	»
XXI	»	1	»	»	»	»	»	»	»	»	»	»	»	»	»
XXII	»	»	»	»	»	»	»	»	»	»	1	»	»	»	»
XXIII	»	»	»	»	»	»	»	»	»	1	»	»	»	»	»
XXIV	»	»	»	»	»	»	»	»	»	1	»	»	»	»	»
XXV	»	»	»	»	»	»	1	»	»	»	»	»	»	»	»
XXVI	»	»	»	1	»	»	»	»	»	»	»	»	»	»	»
XXVII	»	»	»	»	1	»	»	»	»	»	»	»	»	»	»
XXVIII	»	»	»	»	»	1	»	»	»	»	»	»	»	»	»
XXIX	»	»	»	»	»	1	»	»	»	»	»	»	»	»	»
XXX	»	»	»	»	»	»	»	»	»	1	»	»	»	»	»
XXXI	»	»	»	»	»	»	»	»	»	»	1	»	»	»	»
XXXII	»	»	»	»	»	»	1	»	»	»	»	»	»	»	»
XXXIII	»	»	»	»	»	»	»	»	1	»	»	»	»	»	»
XXIV	»	»	»	»	»	»	1	»	»	»	»	»	»	»	»
XXXV	»	»	»	»	»	»	»	»	»	»	1	»	»	»	»
XXXVI	»	»	»	»	»	»	1	»	»	»	»	»	»	»	»
XXXVII	»	»	»	»	»	»	»	»	»	1	»	»	»	»	»
TOTAUX. .	2	1	»	2	3	2	10	4	1	9	6	»	»	2	»

Paris. — RIGNOUX, Imprimeur de la Faculté de Médecine, rue Monsieur-le-Prince, 31.

www.ingramcontent.com/pod-product-compliance
Ingram Content Group UK Ltd.
Pitfield, Milton Keynes, MK11 3LW, UK
UKHW031952260826
14628UKWH00005B/2005

9 782014 098235